杏林一生勤耕耘
夕阳著书亦为民

袁寿其
2016.4.20

江苏大学校长袁寿其题词

NI WEN WO DA
XILIE CONGSHU

你问我答系列丛书

高血压知识百问

郑国强　编著

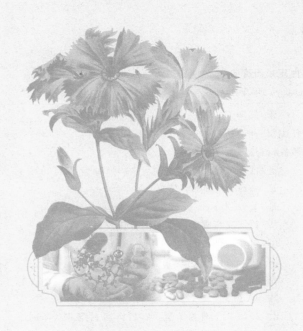

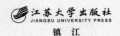
江苏大学出版社
JIANGSU UNIVERSITY PRESS
镇江

图书在版编目(CIP)数据

高血压知识百问 / 郑国强编著. —镇江：江苏大学出版社，2016.7(2017.8重印)
(你问我答系列丛书)
ISBN 978-7-5684-0264-4

Ⅰ.①高… Ⅱ.①郑… Ⅲ.①高血压－防治－问题解答 Ⅳ.①R544.1-44

中国版本图书馆 CIP 数据核字(2016)第 181451 号

高血压知识百问

Gaoxueya Zhishi Baiwen

编　　著／郑国强
责任编辑／仲　蕙
出版发行／江苏大学出版社
地　　址／江苏省镇江市梦溪园巷 30 号(邮编：212003)
电　　话／0511-84446464(传真)
网　　址／http://press.ujs.edu.cn
排　　版／镇江文苑制版印刷有限责任公司
印　　刷／句容市排印厂
开　　本／890 mm×1 240 mm　1/32
印　　张／6.125
字　　数／91 千字
版　　次／2016 年 7 月第 1 版　2017 年 8 月第 2 次印刷
书　　号／ISBN 978-7-5684-0264-4
定　　价／24.00 元

如有印装质量问题请与本社营销部联系(电话：0511-84440882)

前　言

2011 年 9 月,联合国环境与发展会议发布控制全球慢性非传染病的政治宣言,之后提出控制 6 个危险因素,实现 25×25 目标,即到 2025 年,使由心血管病、慢性呼吸系统疾病、癌症和糖尿病 4 种疾病所致的过早(<70 岁)死亡率降低 25%,并降低或控制 6 个主要危险因素:烟、酒、盐和肥胖、高血压、血糖升高(糖尿病)。高血压就在其中。

高血压是一种常见病、多发病,早期无任何症状,直到晚期出现脑、心、肾等脏器损害时才被发现。因此,高血压被称为"无声杀手"。根据近年中国心血管病报告估算,我国 15 岁以上高血压患病率为 24%,全国有高血压患者 2.7 亿人。我国人民高血压的患病率高、增长趋势高、危险性高,但知晓率仅为 42.6%,治疗率仅为 34.1%,控制率仅为 9.3%。这一"三高三低"的严峻局面,要求我们必须加强高血压的科普宣教、疾病筛查和治疗达标。

高血压的病因十分复杂,既有先天遗传因素,也有后天获得因素,如吸烟饮酒、心理因素、高盐膳食、生活方式、自然环境、社会影响等。

　　高血压的治疗方法虽然繁多，但是建立健康的生活方式是预防高血压的首要任务，也是高血压治疗的基础。《维多利亚宣言》提出的健康四大基石——合理膳食、适量运动、戒烟限酒、心理平衡是我们努力的目标。在此基础上血压仍不能达标，则需要选择降压药物治疗，用药时既要遵循高血压治疗指南的建议，又要个体化选择用药方案；既要重视药物降压，又要关注防控心血管病的其他危险因素如糖尿病、高血脂、肥胖等。同时，还需注意药物的相互作用和不良反应，提高患者服药的依从性。民间流传的一些治疗高血压的方法虽然有些疗效，但从科学层面上看，没有循证医学证据，应慎重用之。

　　近年来，在临床工作中，以及在工厂、农村、学校、机关、养老院等做医学科普讲座和医学咨询时，基层群众曾提出许多有关高血压方面的问题，笔者将其整理出100余条，供高血压患者和社区全科医生参考。医学在不断进步，答案也在不断更新。不当之处，多加指正。

　　　　　　郑国强　于江苏大学附属人民医院

目　录

高血压的**概念**

高血压的临床表现

高血压的**诊断**

高血压的**治疗**

辅助 降压

高血压患者的 日常生活

附录

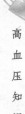

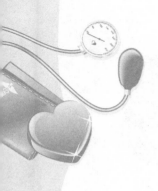

高血压的概念

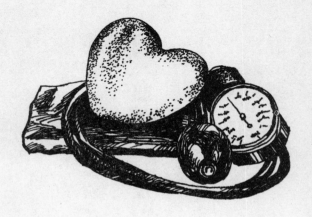

1. 怎样测量血压?

血压通常指动脉血压,是重要的生命体征。

测量血压的方法有两种:直接测量法和间接测量法。直接测量法是指经皮穿刺将导管由周围动脉送到主动脉,导管末端连接监护测压系统,自动显示血压值。此法虽然精确,但为有创方法,仅适用于住院的危重、疑难病例。间接测量法即袖带加压法,以血压计测量,是最常用的方法。血压计有汞柱式、弹簧式和电子血压计。间接测量法简便易行,但易受多种因素影响。

测量前半小时,被检查者应禁烟、禁浓茶、禁咖啡,避免情绪激动、劳累、憋尿,在安静的环境下,坐着休息约 10 分钟。然后取坐位或仰卧位,上肢裸露伸直并轻度外展,肘部置于心脏同一水平。将气袖均匀紧贴皮肤缠于上臂,使其下缘在肘窝以上 2~3 厘米,气袖中央位于肱动脉表面。检查者触及肱动脉搏动后,将听诊器体件置于搏动上准备听诊。然后向袖带内充气,边充气边听诊,待肱动脉搏动消失,再升高 20～30 毫米汞柱后,缓慢放气,视线随汞柱下降,平视汞柱表面,根据听诊结果读出血压值。首先听到的响亮拍击声代表收缩压,继续缓慢放气,最终声音消失,消失前的血压即为舒张压。有时,汞柱接近刻度 0 还可以听到声音,这时以听到声音突然变软变弱时为舒张压。血压至少应测量 3 次,取其最低值或平均值。收缩压与舒张压之差为脉压。

首次诊断为高血压,应至少 3 次在非同日静息状态下测得血压升高。

2011 年英国国家健康与临床优化研究所(NICE)制定的高血压指南对高血压的诊断提出了新的建议:血压测量 3 次后,以后 2 次中较低读数为诊断值。若 2 次血压测量值均高于 140/90 毫米汞柱,则需进行 24 小时动态血压监测(Ambulatory Blood Pressure Monitoring, ABPM)以确诊。

2. 双侧上肢的血压会相等吗?

　　双侧上肢的血压一般不会相等,差别达 5 ~ 10 毫米汞柱,若超过此范围属异常,多见于先天性动脉畸形、大动脉炎等疾病。

3. 测血压是用右臂好，还是左臂好？

　　动脉血压指主动脉压。测量血压的右臂（肱）动脉，是右锁骨下动脉的延伸，而右锁骨下动脉来自较粗的无名动脉（头臂干），其位置较左侧锁骨下动脉更接近心脏。因此，正常情况下右臂血压更接近主动脉压，所以测血压一般选择右臂。但在特殊情况下，如右臂偏瘫、受伤或丧失，只能选择左臂。有人在使用电子血压计时，为了方便，也可选择左臂。最好每次测同侧上臂，这样有利于所测血压数值前后比较。初测血压时，最好测双臂血压，这样有助于发现心血管疾病。如果双臂收缩压差距在 10 毫米汞柱以上，就要注意相关疾病的风险；如果差距在 15 毫米汞柱以上，就更需要大大提高警惕。如多发性大动脉炎、先天性动脉畸形等，双臂血压就有明显差距。

4. 血压是躺着测还是坐着测准确?

测血压的标准姿势是成人取坐位,一般选用右上肢进行测量,气袖下缘高于肘前间隙 2～3 厘米,胳膊支撑应舒适,袖带下缘与心脏同一水平,与躯干呈 45°。

据有关资料报道:卧位测量血压值稍高于坐位测量血压值,卧位收缩压升高以 30～39 岁和 80 岁以上者明显;从 60 岁开始卧位舒张压显著高于坐位,以 80 岁以上者明显。但躺着测的血压值与坐着测的血压值之差,其绝对值不大,故可忽略不计。

5. 老年性高血压有什么特点？

老年性高血压是指年龄≥65 岁,血压持续或3 个不同日血压≥140/90 毫米汞柱者。由于其机体各脏器老化,处于渐进性衰退阶段,所以老年人血压具有以下特点:

（1）老年人患高血压,症状多不典型或无明显症状,往往发生中风或急性心肌梗死时才发现高血压。

（2）血压以收缩压升高为主,脉压增大。

（3）血压波动大:活动时高,安静时低;冬季偏高,夏季偏低。这主要是由于老年人血管内压力感受器调节血压的敏感性减退。

（4）易发生体位性低血压。

（5）老年人患高血压后并发症常增多。患者往往合并有高血脂、糖尿病、高尿酸血症、肥胖症等,多年的高血压常常并发中风、心肌梗死、肾病等。

老年性高血压在治疗上也有讲究，降压目标有所不同，年龄65岁及以上者，应逐步降压达标，收缩压可降到150毫米汞柱以下，如患者一般情况较好，能耐受，可降到140毫米汞柱以下。大于80岁者，血压目标为<150/90毫米汞柱。糖尿病患者，舒张压可降到80~85毫米汞柱。

在治疗老年性高血压时必须注意以下几点：

（1）首先要做好血压的监测工作。由于老年人的血压波动大，特别是在更换一种新药时，要勤测血压，待血压相对稳定后，可定时测量血压，以便指导用药。降压的幅度不要过大，以渐降为好。

（2）要按时、按量服药，使血中药物浓度均衡。由于老年人调节血压的敏感性减退，要严防发生体位性低血压。

（3）由于老年性高血压并发症多，因此必须综合治理。高血脂、糖尿病、冠心病等也必须统筹兼顾治疗。

（4）无症状也要服药，降压达标后，要维持治疗，不要停药。

6. 为什么医生有时要测下肢血压?

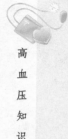

　　测量下肢血压是出于诊断疾病的考虑。正常下肢血压高于上肢血压 20～40 毫米汞柱,如下肢血压低于上肢血压应考虑主动脉缩窄、胸腹主动脉型大动脉炎、外周动脉疾病等。

7. 为什么会患高血压?

高血压的病因至今尚不完全明确,目前认为是一定的遗传因素和后天因素共同作用的结果。以下因素可能与发病有关:

（1）遗传因素:资料显示,与无高血压家族史的人相比,父母一方有高血压者的高血压患病率为 1.5 倍,父母均有高血压者则高达 2～3 倍。

（2）饮食因素:高盐（高钠）饮食可增加高血压的发病概率,而高钾、高钙饮食可降低高血压的发病概率。

高脂饮食,特别是含饱和脂肪酸较高的饮食对高血压不利,而食用含硫氨基酸的鱼类蛋白质可预防高血压。长期饮酒者易患高血压。

（3）吸烟:吸烟可使血中肾上腺素和去甲肾上腺素增加,血压升高,并促使动脉粥样硬化形成。

（4）环境因素:长期受噪音、不良视觉刺激,长期精神紧张、压力过大,皆可致高血压发生。

（5）肥胖:肥胖者,脂肪增加,扩充了血管床,心搏量增加;往往有高胰岛素血症,致钠盐积蓄;进食多,交感神经活动增加,去甲肾上腺素活动增强;肾上腺皮质功能常常亢进。这些因素均能引起高血压。减肥后血压会有一定程度的下降,资料显示体重每下降 2 千克,血压大约下降 1 毫米汞柱。

健康谚语

　　健康是人生第一财富。　　——〔美〕爱默生

8. 影响动脉血压的因素有哪些?

循环系统是一个密闭系统,它的动脉血压高低受下列 5 个因素影响:

(1) 心搏出量:在心率和外周阻力不变的情况下,心搏量增加时,主要是收缩压升高,舒张压升高不明显,脉压加大。

(2) 心率:当心搏量和外周阻力等其他因素不变时,心率适度加快,心输出量相应增加,血压升高,主要是舒张压升高。这是由于心率加快,心动周期缩短,特别是舒张期缩短更显著,流向外周的血量减少,心脏舒张期末存留于大动脉的血量相对增多,使舒张压升高。

(3) 外周阻力:心输出量不变,外周阻力加大,大动脉的血液不易流向外周,心脏舒张期存留在大动脉的血量增加,舒张压明显升高。

(4) 循环血量和血管容积:循环血量和血管

容积相适应时,血管内血液保持一定的充盈,表现为机体血压正常。若血管容积不变,循环血量急剧减少时,如机体大出血时,则动脉血压会急剧下降;此时进行输液或输血以补充循环血量,血压则升高。若血量相对不变,而血管容积增大时,如中毒性休克或青霉素过敏性休克,全身小血管扩张,动脉内血液充盈度降低,血压则下降;此时应用收缩血管药物,减少血管容积,血压则回升。

（5）大动脉管壁弹性:大动脉的管壁弹性具有贮存器的作用,缓冲动脉血压,使收缩压不至于过高、舒张压不至于过低,维持脉压稳定。老年人或动脉硬化者,血管壁弹性降低,缓冲脉压功能减弱,会出现收缩压升高、舒张压降低、脉压加大的现象。如同时伴有小动脉硬化,则收缩压和舒张压均可升高。

9. 脉压大是怎么回事？

　　脉压就是收缩压减去舒张压的数值。脉压明显加大，见于甲状腺功能亢进、主动脉瓣关闭不全、动脉硬化等。老年人高血压的特点就是脉压加大。

10. 脉压小是怎么回事？

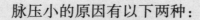

脉压小的原因有以下两种：

（1）生理性因素：如体质消瘦、虚弱。无不适的脉压小，不必介意。增强体质，加强营养会有所改善。

（2）病理性因素：可见于主动脉瓣狭窄、心包积液、缩窄性心包炎、严重心力衰竭、休克、肾上腺皮质功能减退、严重的二尖瓣狭窄等。年轻人患高血压，初用降压药后，收缩压降到正常，但舒张压仍高，此时脉压往往偏小。

11. 血压高就是高血压病吗？

　　答案是否定的。在临床上，高血压分为两大类：一类为原发性高血压，亦称高血压病，占高血压的 90%～95%，发病原因尚不完全清楚；另一类为继发性高血压，又称症状性高血压或有明确原因的高血压，此类占全部高血压的 5%～10%，如肾上腺疾病、阻塞性睡眠呼吸暂停综合征、原发性醛固酮增多症等，针对此类疾病的病因治疗，不仅有利于血压的控制和减少靶器官的损害，而且可根治高血压。

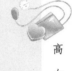

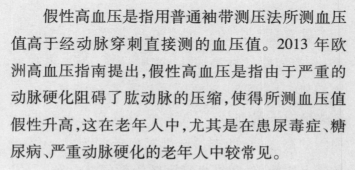

12. 什么叫假性高血压?

假性高血压是指用普通袖带测压法所测血压值高于经动脉穿刺直接测的血压值。2013 年欧洲高血压指南提出,假性高血压是指由于严重的动脉硬化阻碍了肱动脉的压缩,使得所测血压值假性升高,这在老年人中,尤其是在患尿毒症、糖尿病、严重动脉硬化的老年人中较常见。

当高血压患者出现降压药物治疗无效及长期高血压或怀疑严重高血压而未出现靶器官损害时,要警惕假性高血压的可能,应进一步进行相关的检查,以便早期诊断。通常简易的检查方法如下:当血压计袖带气囊压力高于收缩压读数,而使血流受阻时,桡动脉也不能塌陷并可摸到其搏动,此种现象称为 Osler 阳性。

此外,还有一类假性高血压为"白大衣高血压",即由于"白大衣效应"导致的"假性高血压"。此类患者看到医护人员或医院的环境,血压便会升高,而在家庭测得的血压则正常。

13. 何为青春期高血压?

青春期多指 11～16 岁,青春期高血压有以下几个特点:

(1)收缩压高而舒张压不高,收缩压可达 140～150 毫米汞柱,舒张压为 85～90 毫米汞柱。

(2)平时没有什么不舒服的感觉,只在过度疲劳或剧烈运动后才感到一些不适,如头晕、胸闷等。正因为症状不明显,所以往往被少年本人、家长、医护人员所忽视。

(3)部分发生原因是与青春期神经内分泌剧烈变化、心脏发育加快、血管跟不上心脏的发育有关,过了青春期,血压会逐渐恢复到正常水平。

预防青春期高血压:首先,要教育少年积极参加学校组织的体格检查,了解自己的血压情况,以便及时发现,进一步确诊,并查明原因,及时治疗。其次,要实行预防高血压的一般原则,如注意劳逸结合,避免过度疲劳;保持情绪稳定,以免因为情绪波动而影响血压波动；适当锻炼身体，多做一些有益于心脏健康的锻炼，如游泳、跑步等；不吸烟、不酗酒，坚持良好的行为习惯，饮食上要少食动物脂肪，荤素搭配，多食蔬菜、水果。

健康谚语

必须从年轻时期就打好基础，随时随地去锻炼身体。

——徐特立

14. 什么叫勺型高血压?

血压受生理活动和睡眠的影响,呈现明显昼夜节律。正常人每天昼夜血压变化规律呈"双峰一谷",最高血压(双峰)出现在早晨6~8时及夜晚6~8时,最低血压(低谷)出现在夜间2~3时,称勺型高血压。而非勺型高血压是患者血压白天黑夜一直维持在较高水平,变化不大。一般认为勺型高血压患者的血管有张有弛,夜间得到休息;而非勺型高血压患者的血管一直处于紧张收缩状态,易引起心脑血管并发症,预后较差。24小时的动态血压监测有利于血压的分型。

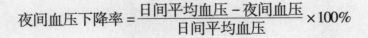

$$夜间血压下降率 = \frac{日间平均血压 - 夜间血压}{日间平均血压} \times 100\%$$

上式可用于判断动态血压的昼夜节律状况,夜间血压下降率小于10%即为非勺型高血压;反之为勺型高血压。

15. 何为透析高血压?

　　透析高血压即肾衰竭终末期因透析而引起的高血压。产生透析高血压的原因包括容量负荷增加、心搏出量增加、肾素-血管紧张素系统激活、交感神经活性亢进、促红细胞生成素(EPO)的副作用、甲状旁腺激素(PTH)分泌过多等。此类高血压患者除对症治疗外,对红细胞压积上升过快的透析高血压患者,应减少 EPO 的用量以避免带来的血液黏稠度和外周血管阻力增加;达到血红蛋白靶目标的患者应改为维持剂量皮下注射;对降压药物难以控制的患者,可考虑双肾切除,但往往患者和家属都难以接受此措施。

16. 什么叫体位性高血压？

　　体位性高血压是指患者站立后收缩压升高，至少升高20毫米汞柱，发生率为8.7%～16.3%。

　　此病的特点是一般没有高血压的体征，多数在体检或偶然的情况下发现，其血压多以舒张压升高为主，且波动幅度较大。个别严重患者可伴有心悸、易疲倦、入睡快等症状。血液检查血浆肾素活性较正常人高，甚至超过一般高血压患者。

　　体位性高血压的发生机理，一般认为与静脉、静脉窦的"重力血管池"过度充盈有关。

　　人体心脏水平面以下部位的静脉和静脉窦，在受到血液重力影响后会胀大，医学上将这些静脉或静脉窦称为"重力血管池"。当人平卧时这些血管池不受影响，但在站或坐位时，由于淤滞在下垂部位静脉血管池内的血液过多，使回流心脏的血流量减少，心排出量降低，从而导致交感神经过度兴奋,全身小血管尤其是小动脉长期处于收缩或痉挛状态,造成血压升高。有些人对这种反应特别敏感,所以可产生体位性高血压。

对于体位性高血压,一般不用降压药物治疗。主要治疗方法是加强体育锻炼,提高肌肉丰满度,个别症状明显者可适当服用吡拉西坦、肌苷、维生素 B、谷维素等,对神经加以调节即可。

体位性高血压一般预后较好,没有远期不良后果,但在诊断时,应明确是否为体位性高血压,以免采取不必要或错误的治疗措施,影响患者的身心健康。

17. 听诊法血压计与示波法血压计有何区别？

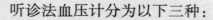

听诊法血压计分为以下三种：

（1）人工听诊法血压计：目前医院和诊所用的汞（水银）柱血压计。此法以听诊器听到的柯氏音配合压力计读出收缩压和舒张压，是目前最准确的测量血压的方法，但听诊者必须接受一定的专业培训。

（2）半自动听诊法血压计：用类似于听诊器的电子探头听取血压柯氏音，并通过电子技术把音量放大，在血压计旁边的人都能听到，多用于医学教学。

（3）听诊法血压计：用类似于听诊器的探头听取血压柯氏音，并通过现代数字化技术转化为数字信号，最后显示在血压计的显示器上，即实现了血压测量的自动化。

示波法血压计就是不使用听诊器的血压计。它是科技人员利用血压计臂带气囊内振荡波研制的血压计，目前市场上出售的电子血压计即此种血压计。由于此法有一定的缺陷，所以正规医院尚未使用。

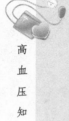

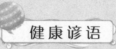

健康谚语

健全的身体比皇冠更有价值。

——英国谚语

18. 电子血压计读数可靠吗？

　　目前市场所售的电子血压计不都是全自动的，根据袖带充气加压的部位，分上臂式、手腕式和指套式。由于高血压患者大多数伴有动脉粥样硬化或末梢循环障碍，指套式会影响血压的读数，手腕式的测量位置往往低于心脏水平，故不推荐使用这两种电子血压计。按照英国高血压协会（BHS）推荐仪器设备的标准，A级要求80%的测量值误差小于5毫米汞柱。目前市售的经过工商部门审核、计量部门检测的上臂式电子血压计都能达到A级标准，其血压读数应该说是可靠的。

　　需要说明的是：① 要注意血压的测量方法；② 24小时内的血压是随着气温、心境、环境等动态变化的；③ 家庭电子血压计所测读数与在诊所或医院所测血压读数还会受到"白大衣高血压"

的影响,即患者看到医护人员穿着白色工作服及医院或诊所的特殊医疗环境,会不知不觉地产生不安、紧张情绪,致使血压测量结果升高。

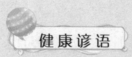

健康谚语

　　有健康的人,便有希望;有希望的人,便有了一切。

　　　　　　　　　　　　——阿拉伯谚语

19. 汞(水银)柱式血压计会被淘汰吗?

从长远看,汞(水银)柱式血压计是会被淘汰的。因为 20 世纪中期,日本水俣市曾发生严重的汞污染事件,为此,2013 年 1 月 19 日联合国环境规划处通过了国际公约——《水俣公约》,限制一些产品对汞的利用,包括在 2020 年前应逐步淘汰某些非电子医疗设备,如含汞的温度计、血压计。目前,医院里含汞的温度计已经被电子测温计代替。相信在不久的将来,一种既精准又方便的环保血压计一定会问世。

20. 血压计如何保养?

　　各种血压计都需要保养,以获得正确的测量读数。不同血压计的保养方法不同,包括校正及更换损耗的袖带、电池、连通管、开关等。水银血压计中的水银往往会外漏,影响准确性,一般每年由当地质量检测部门校正一次。总之,各种血压计都需要定期到专业机构或厂家售后服务处保养、校正。

21. 我国高血压流行的现状如何？

根据《中国心血管病报告2014》报道,我国高血压患病率呈现持续增长趋势,高血压患者人数估计达2.7亿。随着我国人口的老龄化,高血压发病率还会进一步增加。从全球范围来看,中低收入国家的患病率都在增加。正因为如此,世界高血压联盟把每年5月的第二个周末(星期六)定为世界高血压日,以引起全社会的重视。我国高血压防治工作的关键是减少发病率,提高知晓率和治疗率,特别是提高控制率,因此必须加大高血压知识的科普宣传教育力度。

22. 何为高血压日？

高血压日有我国高血压日和世界高血压日。

每年的 10 月 8 日为我国高血压日，是前卫生部于 1998 年为提高广大群众对高血压危害的认识，动员全社会都来参与高血压预防和控制工作，普及高血压防治知识而设立的日子。在我国高血压患者出现广泛化、低龄化的今天，高血压日的活动的作用显得更加突出。

自 20 世纪 70 年代"世界高血压联盟"成立以来，该组织一直致力于高血压的防治工作，并把每年的 4 月 7 日定为"世界高血压日"，以更好地在全球范围内唤起人们对高血压防治的重视。此后，世界高血压联盟决定从 2005 年起将每年 5 月的第二个周末（星期六）定为世界高血压日。

23. 儿童有高血压吗？
若有，如何治疗？

儿童和成人一样，也可患高血压，特别是发育迟缓、个子不高的小胖墩，要定期测量血压。

儿童的血压值与成人有所不同：1 岁以上儿童的收缩压 = 80 + (2 × 年龄)，舒张压为收缩压的 2/3，高于此标准 20 毫米汞柱以上可考虑为高血压，低于此标准 20 毫米汞柱以下可考虑为低血压。正常下肢血压比上肢高 20~40 毫米汞柱，正常脉压为 30~40 毫米汞柱。

儿童患高血压的原因与成年人有所不同，继发性占 65%~80%，其中肾脏疾病占 79%。儿童常见的高血压病因有：① 心血管疾病，如先天性主动脉狭窄；② 肾脏疾病，如先天性泌尿道畸形、肾动脉狭窄、隐匿性肾炎、肾盂肾炎等；③ 内分泌疾病，如肾上腺皮质增生症、肾脏肿瘤等；④ 维生素 D 过剩，如为了预防佝偻病，长期注射维生素 D

或口服鱼肝油,会促使大量钙沉积于肾脏和大血管,引起肾钙化和大血管钙化,引起高血压。

儿童高血压的治疗要分别对待。对于继发性高血压的治疗,应该针对病因,如先天性畸形引起的要手术治疗,药物引起的要停服相关药物。对于原发性高血压应该首选非药物治疗,从生活方式的干预入手,建立规律的生活制度,消除精神因素,加强饮食指导,少吃"洋快餐"和动物脂肪,限制钠盐摄入量至 2~2.5 克/日,肥胖儿要降低体重,加强体育锻炼。如上述措施坚持半年后血压仍无下降趋势,或有靶器官受累现象,或有潜在疾病时,可试用降压药治疗,并从小剂量开始。

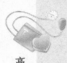

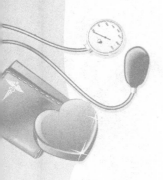

高血压的临床表现

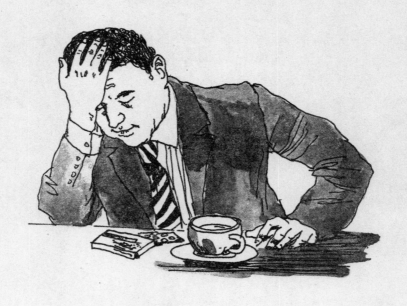

24. 何为顽固性高血压?

高血压患者在改善生活方式的基础上,尽管服用了 3 种以上不同作用机理、合理剂量的降压药物(必须包括利尿剂)联合治疗,血压仍未见达标,或至少需要服用 4 种降压药物才能使血压达标,称之为顽固性高血压或难治性高血压。

顽固性高血压的病因复杂,在诊断为顽固性高血压之前,必须分析有无下列因素:

(1) 血压测量是否准确。

(2) 采用的降压药治疗方案是否合理。

(3) 是否同时服用干扰降压药物作用的其他药物,如非甾体类抗炎药、类固醇激素、拟交感神经药物、口服避孕药、促红细胞生成素和中药甘草、麻黄等。

(4) 是否存在不当的生活方式,如饮食不合理,包括烟、酒、糖、肥肉、动物内脏不忌及摄入高盐饮食;运动过少;心理失衡,情绪易急躁,常处于紧张状态。

（5）是否合并糖尿病、肥胖症。

（6）是否是其他疾病引起的继发性高血压。

顽固性高血压患者应该做到：

（1）合理饮食：严格限制钠盐摄入，每天少于5克；减少含钠调味品如味精、酱油等的摄入量；多食新鲜蔬菜、水果。

（2）适当运动：坚持有规律的中等强度的有氧运动，适度运动，保持正常体重。

（3）戒烟限酒。

（4）平衡心理，尽可能减轻精神压力。

（5）在心血管专科医师指导下采用合理的联合降压治疗方案；对于继发性高血压应该针对病因治疗。

25. 什么叫高血压的"晨峰现象"？

　　"晨峰现象"，是 2003 年日本科学家首次阐述的，即早晨 6 时至 10 时，人体生理状态下血压会出现升高的现象，血压晨峰每升高 10 毫米汞柱，中风风险升高 1 倍。清晨血压与动脉粥样硬化、左心室肥厚、肾脏损害、心脑血管事件等密切相关。然而，我国在这方面的情况并不乐观，清晨血压不达标率高达 54.9%。清晨血压与血压的晨峰相比，定义更明确、操作更容易，即清晨醒后 1 小时内、服药前、早餐前的家庭血压测量结果或动态血压记录的起床后 2 小时或 6 时至 10 时的血压。"晨峰现象"是血压的变异，与人体生物钟有关。具体地说，不同年龄、不同性别的人，晨峰血压可能有所不同。生理情况下，醒后的收缩压和舒张压通常会比睡眠时增加 10% ~ 20%。目前，晨峰血压的正常范围还没有定论。如果清晨时段的血压上升幅度过大，则属于病理状态，对人体有害,特别是与心脑血管事件有关。一般来说,如果在家庭测量的清晨血压或动态监测血压大于135/85 毫米汞柱,诊室测量清晨血压大于或等于140/90 毫米汞柱,即为清晨高血压。

黎明之时,人体各系统处于兴奋和应激状态,如肾上腺素等分泌增加,使心率加快、血压升高、心排量增加、血液黏度增加,以满足脑力和体力活动的需要;但也使心血管意外事件的发生率增加。约40% 的急性心肌梗死、29% 的心源性猝死发生在清晨和上午,中风的发生率也是其他时段的 3~4 倍。

欲减少"晨峰现象"或降低清晨血压,避免心脑血管恶性事件发生需做到以下几点:

(1)坚持清晨起床"3 个半分钟"的习惯:醒来睁开眼睛后,继续平卧半分钟;再在床上坐半分钟;然后双腿下垂在床沿半分钟,最后再下床活动。

(2)起床后 5 分钟内即服降压药。

(3)应用真正长效、半衰期 24 小时及以上、每日 1 次服药能控制 24 小时血压的药物,使用心脑获益临床试验证据充分的药物。

(4)夜间血压与"晨峰现象"难控制者,应调整服药时间,午后或睡前再加服 1 次降压药,使控制血压的时间适当延长。

26. 阻塞性睡眠呼吸暂停会引发高血压吗？

阻塞性睡眠呼吸暂停俗称打呼噜,患这种疾病的患者在夜间睡眠过程中反复发生上气道部分或完全阻塞,导致呼吸暂停及低通气、低氧血症、CO_2潴留,引起化学性刺激或努力呼吸,导致交感神经活性增强,引起高血压。打呼噜的患者,睡眠期血压失去正常昼夜节律变化,夜间血压曲线呈非勺形,且血压波动明显,尤其是收缩压明显大于舒张压。对于这类患者,应该建议其去五官科看鼾症门诊,纠正之。

27. 为什么静脉输液后血压会更高？

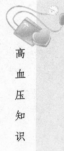

　　许多中老年人为了改善健康常常输注一些活血化瘀的药物，如丹参、银杏、曲克芦丁等注射液。由于中老年人本身有糖尿病或血糖偏高，输液多配套250毫升的0.9%氯化钠注射液（1袋250毫升的0.9%氯化钠注射液含氯化钠2.25克，两袋则是4.5克），再加上饮食食盐量，每日摄盐量就大大超过了WHO推荐的5克，而且氯化钠注射液是百分之百地进入人体内。这样就会增加血容量，并加重水钠潴留，使血压升高。这是药源性高钠摄入的危害性之一。

28. 贫血患者还会有高血压吗？

　　贫血与高血压是两个不同的概念：贫血是指外周血液血红蛋白低于正常值下限；高血压是以体循环动脉压升高为主要表现的临床综合征。虽然它们是两个概念，但又有一定的内在联系：贫血者血压可高可低，也可正常；高血压晚期由于肾脏严重受损又可引起贫血。

　　例如，长期糖尿病控制不好的患者，并发了糖尿病肾病、高血压、尿毒症。一方面由于肾脏严重受损，由肾脏产生的促红细胞生成素减少；另一方面，由于尿毒症致红细胞生成抑制物增多，使红细胞生成减少，血红蛋白合成减少，引起贫血。此外，高血压也可直接损害肾脏，加速尿毒症的发生和发展，间接加重贫血。由此可知，贫血与高血压并非绝对无缘，而是有某种因果关系。对高血压患者，除了找出病因对症治疗外，还要定期监测是否有由于高血压引起的各种并发症，如中风、心力衰竭、肾功能衰竭、眼底病变、贫血等。

健康谚语

体弱病欺人，体强人欺病。　　——佚名

29. 什么叫高血压危象？如何处理？

　　高血压危象包括高血压急症和高血压重症。二者的区别在于后者没有重要靶器官的损害。

　　（1）高血压急症：①加剧性的恶性高血压，舒张压大于 140 毫米汞柱，伴眼底视盘水肿、出血、渗出，表现为头痛、呕吐、嗜睡、迷糊、失明、少尿、抽搐、昏迷等。②血压明显升高，并伴有脑、心、肾等严重病变及其紧急情况如高血压脑病、中风、急性心肌梗死、急性心衰、急性动脉夹层、急性肾炎、嗜铬细胞瘤、术后高血压、严重烧伤、子痫等。高血压急症应静脉用药，在数分钟或数小时内将血压控制到适宜水平，否则会致死亡。当平均动脉压（1/3 收缩压＋2/3 舒张压或舒张压＋1/3 脉压）达到临界水平（180 毫米汞柱）时，在高压下脑的灌注可导致脑水肿和高血压脑病，此时首选治疗包括选择性静脉滴注硝普钠、拉贝洛尔、乌拉地尔、尼卡地平等。

（2）高血压重症：是指虽然血压明显升高，但无重要器官功能迅速恶化的临床表现，如无眼底改变也无症状等。此重症一般不需要紧急静脉用药，但应立即口服给药，如舌下含服硝苯地平，有效控制血压，防止转化为高血压急症。

健康谚语

和疾病相比较，方能识得健康之可贵。

——英国谚语

30. 单纯舒张压升高是何原因?

当人的心脏处在舒张状态,大的动脉血管弹性回缩时所产生的压力,称为舒张压。血压形成取决于5个因素:大血管弹性、心脏收缩力、血液黏滞度、外周血管阻力和血容量。许多中青年人往往单纯舒张压高,这是由高盐饮食、工作劳累、活动偏少、精神压力大、应激因素多所致。应激可导致交感神经兴奋,促进去甲肾上腺素的释放,并激活肾素-血管紧张素-醛固酮系统,使血管收缩,外周阻力增大。单纯舒张压升高,说明血管弹性尚好,是高血压的早期阶段,随着病程的延长,可发展成收缩压和舒张压均高。

单纯舒张压升高的治疗,首先是非药物治疗,改善生活方式:戒烟限酒、适量运动、减轻压力、低盐饮食、多吃水果、多吃蔬菜、低脂饮食等。如果血压仍高则必须服用降压药物,以 β 受体阻滞剂如美托洛尔较好。

31. 老年高血压患者为什么餐后会发生低血压？

有些老年高血压患者（5%～10%），服降压药已达理想血压水平，但餐后常常出现头晕、胸闷、眼前发黑、出冷汗等现象，这就是餐后低血压的表现。

餐后低血压是指餐后2小时内血压下降水平＞20毫米汞柱，或下降虽然未达到上述标准，但出现了上述症状。其机理是餐后胃肠道血管过度扩张，大脑和心脏等重要器官血液供给减少。

预防餐后低血压的方法如下：

（1）提倡少食多餐，每次进餐控制七八分饱。

（2）改善膳食结构，碳水化合物、蛋白质、脂肪合理分配。因为进食大量高碳水化合物后血压下降明显。

（3）餐后平卧0.5~2小时,待血压正常或上述症状消失后慢慢坐起。

（4）餐前喝一杯水,迅速增加血容量,减缓血压下降的速度,起到预防作用。

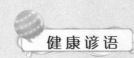

健康谚语

保持健康,这是对自己的义务,甚至也是对社会的义务。

——〔美〕富兰克林

32. 输血会不会引起高血压？

　　血管收缩、血容量增加等，是引起血压升高的主要因素。输血后可迅速增加血容量，所以可引起血压升高，尤其是收缩压升高。输血有一定的适应证，如当出现失血性休克时，快速输液与输血，可使休克患者的血压升高并恢复至理想数值，此时即可停止输血，不存在引起高血压的问题。

33. 高血压患者为什么会鼻衄？

鼻衄又称鼻出血，高血压常引起间断反复大量鼻出血，约占鼻出血病因的 25%，它是常见的高血压并发症。高血压鼻出血是临床常见急症，具有来势突然、凶猛、出血量大等特点，因高血压患者血管收缩，形成微动脉瘤，导致血管壁的脆性增加，更易引起出血。一般鼻出血发生部位在鼻中隔前下方易出血区；而 40 岁以上的中老年人的鼻出血，则多见于鼻腔后部，而且与高血压有一定的关系。河南省中医药研究院附属医院心血管科王玉民医生认为，一般高血压引起的鼻出血多发生在清晨或活动后，由于出血部位在鼻的后部，加上血压高，血管弹性差，出血较猛，患者看到出血较多，心情又会紧张，因而导致血压更高，出血不止。

反复鼻出血也是脑出血的先兆。在血压升高

未引起脑血管壁破裂之前，鼻腔的某条血管已经破裂而出血了。因此，对患高血压、动脉硬化的老年人，要特别重视鼻出血。高血压鼻出血往往发生在激烈运动或情绪波动时，出血剧烈，颜色鲜红。出血前常有征兆，如全身发热，有血向头面部上冲的感觉，引起头昏、头痛，继之出血。若发现及时并给予治疗，往往能避免脑出血发生。

鼻衄的处理除局部以消毒棉花或纱布条填塞、额部冷毛巾湿敷外，降压是关键。

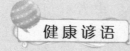

健康谚语

身体健康常年轻，不欠人债常富裕。

——佚名

34. 何为 H 型高血压?

"H"一语双关,既指 Hypertension(高血压),又指 Hcy(同型半胱氨酸的英文缩写)升高。

H 型高血压是指伴有同型半胱氨酸升高/低叶酸水平的高血压。所有高血压患者都要进行同型半胱氨酸的测定,成人空腹血浆的同型半胱氨酸≥10 微摩尔/升即为超标。同型半胱氨酸升高是心脑血管疾病的独立危险因素。

大量研究显示,我国 75% 以上的高血压患者合并同型半胱氨酸升高,而高同型半胱氨酸与高血压的协同作用,可以使中风风险增加10 ~ 28 倍。

我国 H 型高血压患者携带亚甲基四氢叶酸还原酶(5,10-methylenetetrahydrofolate reductase,MTHFR)- C677T 基因型的人群比例高达 25%。该还原酶为叶酸代谢过程中所需的一种关键调解酶。该酶活性降低,叶酸水平即降低,同型半胱氨酸水平会升高。这意味着,环境因素和遗传因素都导致我国高血压患者更易发生中风。

　　有效控制 H 型高血压应成为防治中风的着力点。H 型高血压患者除了进行生活方式的干预、降压治疗外,应该尽量多摄取富含叶酸的食物,包括动物肝脏、绿叶蔬菜、豆类、柑橘类水果、谷类等。每天服用 0.8 毫克叶酸固定复方制剂,如依那普利叶酸片(依叶)能安全有效地预防中风,而且患者的服药依从性和效果更好,符合"一口水,一片药,安全有效"的慢性病长期服药原则。

健康谚语

　　保持健康是做人的责任。

——〔荷兰〕斯宾诺莎

35. 颈椎病引起的高血压与高血压病如何区别？

颈椎病会引起高血压，是由颈上交感神经节附着于颈椎的横突上，或颈椎错位伤引起的无菌性炎症，颈椎错位使横突移位，这些都会造成交感神经兴奋，发生脑血管痉挛，血压升高。如果该种刺激持续存在，会继发性影响脑血管舒缩中枢功能，发展成为全身小动脉痉挛，使血压持续升高。对于长期高血压，药物治疗血压控制不理想，且没有高血压家族史，症状发作有类似颈椎病特点的患者，不妨先拍摄颈椎 X 光片或颈椎 CT 片或进行核磁共振检查，以排除颈椎病性高血压。

可以从以下 4 点临床表现区别颈椎病性高血压与高血压病：

（1）血压升高和降低与颈椎病发作症状同步。当患者出现颈后部疼痛、头痛或头晕等颈椎病症状时,血压升高;头颈部症状缓解后,血压亦随之下降。这一特点在发病早期尤为明显,随着病程的延长,此现象逐步减少。

（2）高血压患者对降压药多不敏感,而对颈椎病的治疗,降压效果显著。随着颈椎病情况的改善,血压基本趋于稳定。

（3）在进行 24 小时动态血压观察中,在牵引、手法治疗颈椎病时,患者血压可下降 20～30 毫米汞柱,治疗间歇期血压又会有所升高。

（4）高血压与椎体不稳或脱位程度有关,即椎体脱位越大,高血压越严重,但与骨质增生程度不一定完全一致,因为在某种程度上,骨质增生或前纵韧带骨化增强了脊柱的稳定性,降低了机体异常增生物对局部神经血管的影响。

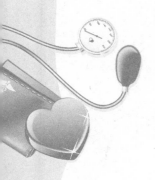

高血压的**诊断**

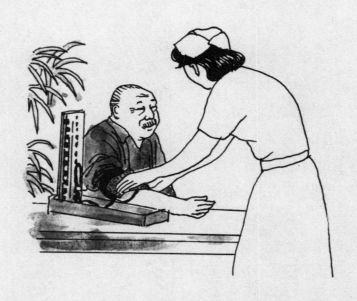

36. 高血压的诊断标准是什么？

根据患者的病史、体格检查和实验室检查结果,可确诊高血压。诊断内容应包括:确定血压水平及高血压分级;有无合并其他心血管疾病危险因素;判断高血压的病因,明确有无继发性高血压;评估心、脑、肾等靶器官情况;判断患者出现心血管事件的危险程度。

目前,国内高血压的诊断采用《中国高血压防治指南》建议的标准,见下表。

类别	收缩压(毫米汞柱)	舒张压(毫米汞柱)
正常血压	<120	<80
正常高值	120~139	80~89
高血压	≥140	≥90
1级高血压(轻度)	140~159	90~99
2级高血压(中度)	160~179	100~109
3级高血压(重度)	≥180	≥110
单纯收缩期高血压	≥140	<90

如患者的收缩压与舒张压分属不同的级别时,则以较高的分级标准为准。单纯收缩期高血压也可按照收缩压水平分为1,2,3级。

37. 何为诊所血压？
何为家庭自测血压？

由医务人员在医院或社区诊所测得的血压为诊所血压。由本人或其家属在家庭测得的血压为家庭自测血压。由于电子血压计操作方便，目前家庭自测血压的人越来越多。自测血压要遵循"三同"（非同日的同一时间，同一手臂，同一安静的状态）原则。家庭自测血压值通常低于诊所血压值，这是由患者在医院或诊所时，精神较为紧张所致。自测血压应根据患者情况，每天可定时检测 2~3 次，并记录下来，其资料可供医生参考，以便选择合理的降压方案。

38. 什么叫动态血压？

　　动态血压即利用动态血压监测仪，监测人体24小时的血压。动态血压监测仪可携带于患者身上，按设定间期24小时记录血压。一般设白昼时间为上午6时至晚间10时，每15～20分钟测1次血压；晚间10时至次晨6时，每30分钟测1次血压。正常标准：24小时平均血压＜130/80毫米汞柱；白昼平均血压＜135/85毫米汞柱；夜间平均血压＜120/70毫米汞柱。

　　动态血压监测常用于：① 诊室或家庭监测发现血压升高、怀疑高血压者；② 确诊高血压并已接受2种或2种以上药物足量联合治疗，血压仍未达标者；③ 服用药物使高血压控制达标但发生心脑血管并发症，或出现新的靶器官损伤，或靶器官损伤进行性加重的患者；④ 未服降压药物，且诊室测量血压不高，无糖尿病、血脂异常等其他心血管危险因素，但出现靶器官损害的患者。怀疑有"白大衣高血压"的患者和提示低血压发作症状者也可进行动态血压监测。

　　总之，未来高血压的控制强调"全面达标"，即血压能够长期、平稳维持在标准范围内，因此，动态血压监测将在高血压诊治方面发挥越来越大的作用。

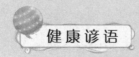

健康谚语

　　不要用珍宝装饰自己，而要用健康武装身体。

——欧洲谚语

39. 什么叫远程血压监测？临床上有什么价值？

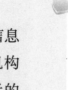

远程血压监测作为家庭血压测量的一种信息化的延伸，是通过智能设备采集患者在医疗机构以外的某一地点的血压数据，以实时掌握患者的血压情况，并且通过远程血压监测系统测得的血压真实、客观，没有人为读数引起的偏倚，保证血压数据的真实性。

在当前"互联网＋"的大背景下，作为家庭血压监测的一种信息化的延伸，远程血压管理将成为未来的发展趋势，很可能颠覆现行血压管理模式。

远程血压监测在临床上带来了以下好处：

（1）评估"白大衣高血压"、隐性高血压比诊室高血压有更好的预后准确性。

（2）促使高血压患者管理率提升。

（3）有助于医生更好地了解患者的病情，增加医患之间的良性互动，提高患者对高血压的认知度和重视程度，有助于提高患者自我管理水平，改善高血压治疗的依从性。

（4）当患者血压出现异常波动，超出预设值时，可以自动发出提醒，使医生根据患者血压异常情况进行随访，及时对患者情况进行评估并给出治疗建议。根据长时间血压异常情况调整治疗方案，从而提高患者血压的控制率和达标率。

（5）提高患者的教育水平。借助远程管理的方式，基层社区医院可以根据患者的实际情况制定个性化的健康教育内容。

40. 哪些情况可能导致血压不准？

人为因素很容易影响血压。例如，人在兴奋、紧张、运动时血压会升高，而少量饮酒、洗澡后血压会降低。在医院测量血压时，人多嘈杂的环境、曾经的就医经历、对自身健康的不确定性等因素，都会给患者造成压力，从而造成在家与在医院测量结果有偏差。人的各种活动也会引起血压的变化，所以一天中不同的时间，测得的血压数值也是不同的。

此外，血压计上袖带的大小、袖带所戴的位置高低对所测结果也有影响。高血压伴有房颤的患者，由于心音高低不一，节律绝对不齐，心脏射血和血管充盈压受到影响，因此血压会时高时低，此时应该多次测量，取其平均值。

41. 医生为什么让高血压患者检查尿液?

　　肾脏是高血压的靶器官之一,长期高血压会致肾脏损伤,因此必须检查尿液。此外,有些继发性高血压是由肾脏疾病引起的,通过检查尿液可以发现原发的肾脏病变。

42. 医生为什么让高血压患者做血液检查？

　　高血压患者往往同时伴有其他疾病（如糖尿病、高脂血症、慢性肾脏病变等）的危险，因此，在诊治高血压的同时，也要做一些相应的血液检查，如血糖、血脂、肾脏功能等检查，以尽早发现这方面的异常，采取措施，早期得到综合性的全面治疗。

43. 医生为什么让高血压患者做心电图和心脏超声等检查?

　　做心电图和心脏超声检查的目的是观察高血压对靶器官损害的程度。所谓靶器官,就是某一疾病或某一药物专门影响、针对的器官,如脑、心、肾等就是高血压的靶器官。长期的高血压会使靶器官之一的心脏受累,造成损伤,如心电图表现为左心室高电压、左心室肥厚伴劳损;心脏超声表现为心室间隔增厚、心脏增大等。

　　同样,肾脏也是高血压的靶器官,长期高血压会致肾脏损伤,因此必须检查尿常规和肾功能。

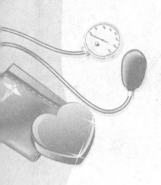

高血压的治疗

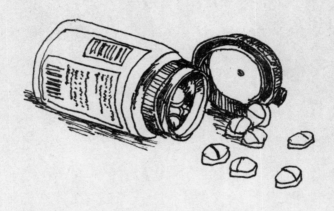

44. 有高血压但无任何症状,要服降压药吗?

高血压患者约有半数无任何症状,有的只是在健康体检或检查其他疾病时才被发现患高血压。虽然患者无症状,但持续的高血压对脑、心、肾等脏器的损害仍在不断进行着,直至出现中风、心肌梗死、肾功能损害等并发症时才发现患高血压,此刻服降压药为时已晚。由于患者的主观症状和血压升高的程度可以是不一致的,所以高血压患者应该遵循"及时服药、按时服药,早发现、早治疗"的原则。

45. 高血压的非药物治疗包括哪些内容？

　　高血压的非药物治疗是指生活方式干预，即去除不利于身体和心理健康的行为和习惯。它不仅可预防高血压，还可降低血压，提高降压药的疗效，降低心血管疾病和其他相关疾病的风险。

　　具体内容如下：

　　（1）减少钠盐摄取，增加钾盐摄入。食盐量控制在每日小于6克，减少味精、酱油等含钠调味品的用量，少食或不食咸菜、火腿、香肠等腌制品。多食新鲜蔬菜和水果。

　　（2）控制体重。超重和肥胖是高血压的重要病因，特别是腹部脂肪堆积的中心性肥胖。要采取"管住嘴、迈开腿"的措施，使腰围控制在男性小于2尺8寸（93厘米），女性小于2尺6寸（86厘米）。

　　（3）不吸烟，包括不接受被动吸烟。因为它是引起心脑血管疾病和癌症的危险因素。

（4）不过量饮酒。不提倡高血压患者饮酒，如已饮酒者，应坚持少量的原则：每日白酒、葡萄酒（或米酒）、啤酒量分别少于 1 两、2 两、5 两。

（5）积极参与体育运动。应根据个人体质、身体状况选择运动项目，要循序渐进、规律执行，有氧运动前后要进行热身运动和放松运动。坚持每天运动半小时，提倡做工间操。

（6）减轻精神压力，保持心理平衡。倡导我国传统文化的"三乐"，即知足常乐、助人为乐和自得其乐，预防抑郁症、焦虑症、A 型性格（一种以敌意、好胜和妒忌心理及对时间有紧迫感为特征的性格）。

46. 常用的降压药有哪些?

降压药繁多,有单方、复方,应根据个人的病情,在医生的指导下选用。常用的降压药有以下五类:

（1）利尿剂

① 噻嗪类:氢氯噻嗪等。

② 潴钾类:氨苯喋啶、阿米洛利、螺内酯等。

③ 醛固酮拮抗剂:螺内酯、依普利酮等。

④ 袢利尿剂:呋塞米、托拉塞米等。

此类药物适用于老年高血压、单纯收缩期高血压和伴有心力衰竭的高血压患者,长期应用应注意血钾等电解质变化,血糖、尿酸、胆固醇是否升高。

（2）肾上腺素受体阻滞剂

① β受体阻滞剂:美托洛尔、阿替洛尔、比索洛尔。此类药物适用于青中年高血压患者,伴心绞痛、心肌梗死、充血性心力衰竭患者,快速性心

律失常的高血压患者。

②α受体阻滞剂：特拉唑嗪、哌唑嗪。此类药物适用于前列腺增生和高脂血症的高血压患者。禁用于体位性低血压的高血压患者和伴有心力衰竭的高血压患者。

③α、β受体阻滞剂：卡维地洛。此类药物治疗高血压的疗效显著，能扩张血管、保护心脏和神经，不影响糖和脂质代谢，具有抗氧化、抗增生及抵制细胞凋亡功能。不良反应少，但禁用于Ⅱ、Ⅲ度房室传导阻滞和心动过缓。可用于治疗高血压、冠心病、轻中度心力衰竭。

（3）钙拮抗剂

① 二氢吡啶类：硝苯地平、氨氯地平、非洛地平、尼群地平。此类药物适用于伴有心绞痛、颈动脉粥样硬化和妊娠的高血压患者。常有心率加快、下肢水肿、面部潮红、头痛等不良反应，长效制剂往往较少出现此种不良反应。

② 非二氢吡啶类：地尔硫䓬、维拉帕米。适用于伴有心绞痛、颈动脉粥样硬化、室上性心动过速的高血压患者。

（4）血管紧张素转化酶抑制剂（ACEI）

此类药物适用于伴有充血性心力衰竭、心肌

梗死后、糖尿病肾病性高血压。禁用于双侧肾动脉狭窄、肾功能不全、高钾血症、妊娠等患者。常见不良反应为干咳。此类药物有卡托普利、依那普利、贝那普利、雷米普利、培哚普利等。

（5）血管紧张素Ⅱ受体拮抗剂（ARB）

此类药物适用于糖尿病肾病、左心室肥厚、不能耐受ACEI引起干咳的高血压患者。常用的药物有缬沙坦、氯沙坦钾、厄贝沙坦、坎地沙坦等。

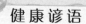

健康谚语

健康是智慧的条件，是愉快的标志。

——〔美〕爱默生

47. 高血压患者不服降压药有什么后果?

有些高血压患者认为没有什么症状就不用服药,这是认识上的误区。长期的高血压会造成靶器官的损害,带来不可挽回的后果。

第一,长期的高血压增加了左心室的负担,使左心室因代偿逐渐肥厚、扩张,形成高血压心脏病,如合并高血脂、糖尿病可致冠心病,年久可发生心力衰竭。

第二,长期的高血压易产生脑动脉粥样硬化,血管腔压力波动时,小动脉破裂出血,形成脑出血。在脑小动脉硬化的基础上有利于血栓形成,从而发生脑梗死。颅内外动脉粥样硬化内壁斑块的脱落也可使脑血栓形成,致使患者轻则头晕、失语、失明,重则口角歪斜、吞咽困难、肢体偏瘫等。

第三,高血压可致肾血管病变,其程度与高血压程度和病程密切相关。随着高血压的进展,可出现蛋白尿、血尿、管型尿、氮质血症,最后形成尿毒症。

第四,高血压还可致视网膜病变和主动脉病变,造成视力障碍、主动脉夹层分离致大出血。

因此,早发现、早诊断、早治疗高血压就会避免上述不良后果。

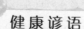

健康谚语

　　健康是一种自由——在一切自由中首屈一指。

——〔瑞士〕亚美路

48. 服降压药前测量和服降压药后测量的血压值差别有多大？

　　早晨服降压药后再测血压，此时所服降压药已经开始起效，测出的血压值并不能真实反映血压的控制情况。而早晨服药前测量的血压，往往是一天的最高值，所以服药前后血压值的差别是很大的。据此，应该测量早晨服药前的血压。

49. 服降压药效果不显著是什么原因？

大多数高血压患者,特别是轻度高血压患者,服降压药效果是显著的,但有些人经过一段时间的药物治疗,血压仍无明显下降,其原因是什么呢?

第一,要明确高血压的病因,是原发的,还是继发于某种疾病。如继发于嗜铬细胞瘤、肾动脉狭窄引起的高血压,则必须手术治疗,去除病灶。如肾上腺皮质激素等药物引起的高血压,应该在控制原发病的基础上,适当减少此类药物的使用。特别是年轻人高血压降压效果不显著时,要排除继发性高血压。

第二,是否按时、按量服用降压药。目前,降压药的药性维持时间分短效、长效两种。短效一般维持3~4小时,一天需服药3~4次。长效一般维持12~24小时,一天需服药1~2次。长效制剂又分为缓释片和控释片。缓释片是指口服后药物在设定的时间内缓慢地、先多后少地非恒速释放药物。控释片是指口服后药物在设定的时间内自动以预定的速度释放,使血药浓度长时间维持在有效浓度范围内。长效制剂,特别是控释片具有减少服药次数、平稳降压、降低毒副作用、减少总剂量的优点,所以推荐尽量服用长效制剂。医生根据患者的病情、血压波动曲线等选择降压药,因此患者一定要按时、按量服用药物,切不可怕麻烦、怕药物不良反应而自行改动医嘱。

第三,使用的药物是否适合。如果患者是青壮年男性,交感神经兴奋性偏高,单纯用血管扩张剂效果不好,加用β受体阻滞剂如美托洛尔,降压效果显著。有的人长期使用利尿剂,由于血容量减少,致使肾素-血管紧张素系统被激活,疗效就没有初用时好,加用血管紧张素转化酶抑制剂,就会收到良好的效果。复方卡托普利(开富特)就是利尿剂(氢氯噻嗪)和血管紧张素转化酶抑制剂(卡托普利)的联合应用药物。老年人多有心动过缓,β受体阻滞剂应用受限,而钙拮抗剂如非洛地平、氨氯地平收效较好。

第四,是否去除了导致高血压的环境因素。

引起高血压的因素很多,必须多管其下,综合治理,方能奏效。如低盐低脂饮食,多吃水果蔬菜,疏导精神压力,加强计划性,使工作、学习有序进行,戒烟限酒,远离噪音,增加运动,控制体重;否则用药再多,也难以有效。

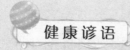

健康谚语

有规律的生活原是健康与长寿的秘诀。

——〔法〕巴尔扎克

50. 不同年龄降压目标有何不同？

高血压的防治和控制是非常复杂的过程。由于高血压最大的危害是心、脑、肾等靶器官的损害，如心力衰竭、冠心病、脑栓塞、脑出血、尿毒症等，因此，降压治疗的目标设定也是基于尽可能减少靶器官的损害这一出发点。针对不同患者靶器官的损害不同，降压目标常常不一样。

高血压早期、无并发症的中青年高血压患者，严格的血压（<140/90毫米汞柱）控制可能带来更多的临床获益。而对于老年性高血压和合并多种并发症，如急性冠状动脉综合征、脑动脉缺血、颈动脉缺血或有动脉斑块、脑梗死、慢性心力衰竭、终末期肾病等患者，宽松的血压控制可能带来长期获益，激进的降压治疗可能会增加不良心血管事件的风险。伴有肾脏疾病、糖尿病或病情稳定的冠心病患者更宜进行个体化治疗，一般可将血

压降至 130/80 毫米汞柱以下。

2014 年《中国高血压基层管理指南》推荐：65 岁及以上患者血压目标值为＜150/90 毫米汞柱，若能耐受可降至 140/90 毫米汞柱以下，其他年龄目标值为＜140/90 毫米汞柱。

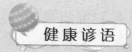 健康谚语

盈缩之期，不但在天；养怡之福，可得永年。

——曹操

51. 什么叫强化降压?

　　强化降压是与标准降压相对而说的。美国 SPRINT 公司因研究得出"强化降压可以挽救生命"的结论而引起全球的关注。据研究介绍,一半参与者采用标准降压方案治疗,服用两种降压药,把收缩压控制在 140 毫米汞柱以下;另一半参与者采用强化降压方案,服用三种降压药,把收缩压控制在 120 毫米汞柱以下。研究结束时,强化降压组的复合终点事件发生率比标准降压组的低 25%,全因死亡率降低 27%,心血管疾病死亡率降低 43%。此研究方案入选的人群中 60% 是白种人,30% 为黑种人,平均体重指数为 30。这与我国高血压人群的情况有一定的差异,该治疗方案是否完全适合中国人还值得思考。

　　在临床工作中,强化降压必须把握 4 点:① 对降压药能耐受的高危患者,特别是合并有中风倾向的患者可以选择强化降压;② 注意患者用药安全；③ 对于舒张压过低的患者不宜使收缩压降得过低；④ 非常严重的高血压患者不宜设定过低的降压目标值。

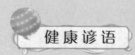

健康谚语

一个人的身体，决不是个人的，要把它看作是社会的宝贵财富。凡是有志为社会出力、为国家成大事的青年，一定要十分珍视自己的身体健康。

——徐特立

52. 高血压新靶点
找到了吗？

　　高血压靶点即降压目标。2015年，美国心脏协会（AHA）正式发布了研究结果——对于心血管高危患者而言，收缩压低于120毫米汞柱更合适。这对高血压的降压目标提出了一些新的观点，引发了争议。在临床工作中，对药物能耐受的患者，如果对其他各项措施反映良好，有效的强化降压管理是非常必要的。毕竟120毫米汞柱的收缩压已回归到人类的正常血压，对保护心脏、避免其他并发症的发生大有裨益。

　　医生应该把高血压人群分为高危、中危、低危人群。那什么样的患者需要严格降压？答：高危患者。如果是高血压合并糖尿病、肾功能问题或全身代谢问题，特别是合并有中风倾向的患者，都是高危人群，必须严格控制血压。医生对每一位高血压患者进行综合评估后，要抓住高危人群，管理中危人群,关注低危人群。

上述新靶点的研究报告,其试验设计并非尽善尽美,虽然新靶点尚未完全找到,但在进一步的科学研究和学术争论中,离高血压的新靶点则越来越近。

健康谚语

有两种东西丧失之后才会发现它的价值——青春和健康。

——阿拉伯格言

53. 高龄高血压患者如何降压?

　　80岁以上称高龄。据报道,2020年我国高龄老人将达到3067万人,高龄老人高血压患病率达67.17%。在临床上高龄高血压患者有其自身的特点:单纯性收缩期高血压发病率升高,脉压增大;血压波动大,更易发生体位性血压波动合并晨峰高血压,也可表现为夜间血压下降不足10%或饭后血压下降明显;常伴有心肾功能、认知功能问题,死亡率高。

　　鉴于上述临床特点,对高龄高血压患者应制订精细化降压方案:应从单药小剂量开始,结合患者自身特点,如年龄、血压波动类型、日常生活状态,必要时联合用药。高龄老人的虚弱发生率高,虚弱可加重不良预后,降压目标不宜太低,应重视在血压管理中进行虚弱的评估。治疗过程中,应注意监测患者的立位血压和24小时动态血压;

制订降压药物方案需综合评估多重用药的不良反应。在老年综合评估的基础上,制订个性化营养支持方案、有氧运动与抗阻运动等相互补充的运动方案,将有助于对高龄患者血压水平的管理。对于难治性高血压患者,应重点排除假性高血压。

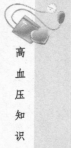

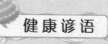

健康谚语

　　健康不是身体状况的问题,而是精神状况的问题。
　　　　　　　　　　　——〔美〕艾迪夫人

54. 为什么降压药会引起水肿？

降压药是否引起水肿因人而异。由于降压药扩张动脉与静脉的效应不同，导致下肢血液充盈超过回流，血管通透性增加而引起下肢水肿，轻则下肢踝部水肿，重则大腿和阴囊皆可水肿。降压药几乎都能扩张血管，引起轻微至中等的水肿，但以钙拮抗剂最明显，如硝苯地平、非洛地平、尼群地平、氨氯地平等。

降压药引起的水肿处理：轻者加用小剂量利尿剂，既可消除水肿，还可加强降压效果；如服用利尿剂仍不能消除水肿，可换用其他降压药。

55. 服开富特药片为什么会咳嗽？

　　开富特的通用药名为复方卡托普利,由卡托普利和氢氯噻嗪两药组成。卡托普利属于血管紧张素转化酶抑制剂,它引起咳嗽的机理是使缓激肽分解代谢减弱,并在血液中堆积,作用支气管,通过迷走神经反射和炎症介质致支气管收缩、痉挛、黏膜充血水肿,分泌物增加,出现顽固性咳嗽。贝那普利、依那普利等血管紧张素转化酶抑制剂均会引起不同程度的干咳,停用此类药物会自行消失。

56. 高血压合并房颤患者为什么要服用阿司匹林？

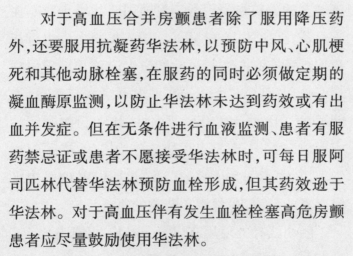

对于高血压合并房颤患者除了服用降压药外，还要服用抗凝药华法林，以预防中风、心肌梗死和其他动脉栓塞，在服药的同时必须做定期的凝血酶原监测，以防止华法林未达到药效或有出血并发症。但在无条件进行血液监测、患者有服药禁忌证或患者不愿接受华法林时，可每日服阿司匹林代替华法林预防血栓形成，但其药效逊于华法林。对于高血压伴有发生血栓栓塞高危房颤患者应尽量鼓励使用华法林。

近来有新的抗凝药物问世，如利伐沙班（Rivaroxaban）等，其优点是无须监测凝血时间，与药物、食物相互作用少，具有良好的安全性。

57. 高血压患者是否需要服用阿司匹林？

阿司匹林是临床上第一线的解热镇痛药，越来越多的人正在服用低剂量阿司匹林以预防心血管疾病，如中风、心脏病等。国内外很多心血管指南均推荐有高心血管风险的患者应该长期服用阿司匹林（一级或二级预防）。然而，"水能载舟，亦能覆舟"，任何事物都有两面性，比如药物既能治疗疾病，也可引起不良反应。作为医生，必须权衡利弊，对患者利大于弊的药物就应用，在使用中观察患者的反应，尽量避免药物的不良反应。

阿司匹林的使用有以下 3 条根本原则：

（1）未来 10 年心血管风险大于 10% 的高危人群。高血压合并 1～2 个危险因素（即吸烟、肥胖、血糖异常、血脂异常、早发性心脏病家族史、男性年龄＞55 岁或女性年龄＞65 岁 6 个危险因素），患者未来 10 年发生心血管事件的风险增加

15%～20%；合并3个以上危险因素,患者未来发生心血管事件的风险增加20%～30%。因此,高血压患者如合并上述6个危险因素之1～2个,即应服用阿司匹林。

（2）30岁以下的人群缺乏一级预防证据,不推荐使用阿司匹林。

（3）80岁以上老人获益增加,但胃肠道出血风险也明显增高,应仔细权衡利弊,并与患者充分沟通后决定是否应用阿司匹林。

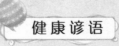
健康谚语

当你看见一扇窗关上时,别忘了另一扇窗开着。

——佚名

58. 高血压患者并发脑梗死如何降压?

脑梗死患者处理好血压至关重要,因为脑血流决定于脑灌注压,而脑灌注压与平均动脉压和颅内压之差呈正相关。为避免脑缺血加重,必须维持适度的脑灌注压。脑梗死时,脑血管自动调节能力丧失,脑血流被动地随平均动脉压增减。因此,对脑梗死急性期的高血压的治疗要非常小心,平均动脉压升高有时是脑疝的先兆,降低颅内压后血压可改善。但平均动脉压过高可增加脑水肿。

多数脑梗死急性期的患者不需要服用降压药,1周内不主张快速降压,使血压维持在比较高的水平,发病后数天内血压会自然下降。发病初期,若反复监测血压大于220/120毫米汞柱,应谨慎、缓慢地将血压降低15%左右。总之,适度、慎重地降压能降低死亡率,减轻致残程度。

部分患者脑梗死急性期后有血压明显下降现象，为此，适度升高血压有益于神经功能缺损的康复。生脉注射液可缓解急性期后的血压下降。

健康谚语

　　忽略健康的人，就是等于在与自己的生命开玩笑。

——陶行知

59. 高血压患者并发脑出血如何降压？

脑出血患者应密切监测血压。血压不宜过高也不宜过低,过高会使脑出血加重,过低则影响脑血流供给,使血肿周围脑组织缺血。脑出血急性期降压,要求使血压降到脑出血前原有水平稍高一点或维持在(150～160)/(90～100)毫米汞柱即可。

60. 高血压患者并发肾功能不全如何降压?

对于高血压并发肾功能不全患者,血管紧张素转化酶抑制剂、血管紧张素Ⅱ受体拮抗剂、利尿剂、钙拮抗剂和β受体阻滞剂均可作为一线降压药。因为此类患者高血压较顽固,其剂量往往高于一般原发性高血压,所以常需要联合几种降压药一起治疗,必要时还可加用α受体阻滞剂、血管扩张剂和中药。

降压应根据病情采用不同的策略。对于持续性长期难以控制的高血压,应当逐步降低血压,防止血压下降过快,以免肾脏灌注压降低,致肾功能急剧恶化;对于近期血压突然升高而致肾功能急剧恶化者,应当给予强力降压,以使血压恢复正常。

对于高血压无脑、心、肾并发症患者,血压至少降到140/90毫米汞柱;对于合并糖尿病的患者,应达到 130/80 毫米汞柱;尿蛋白大于 1 克/日者,血压宜降至 125/75 毫米汞柱以下;老年患者,血压降得过低易引起脑供血不足。血管紧张素转化酶抑制剂和血管紧张素 Ⅱ 受体拮抗剂能够延缓慢性肾功能不全的进展速度,选用时应优先考虑,但使用中要辩证地考虑到它的适应证、禁忌证,以及水和电解质失衡等不良反应。

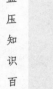

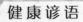

健康谚语

生活是一面镜子,你朝他笑,他也朝你笑。

——佚名

61. 孕妇有高血压，怎样服降压药？

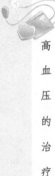

妊娠期首次发现高血压，收缩压≥140毫米汞柱和（或）舒张压≥90毫米汞柱，于产后12周恢复正常，尿蛋白阴性，方可确诊为妊娠期高血压。该疾病是产科的常见病，约占全部妊娠的5%～10%，是孕产妇死亡的第二大原因，因此，孕妇的降压治疗应给予足够的重视。

治疗妊娠期高血压的目的是预防重度子痫前期和子痫的发生，降低死亡率，改善母婴预后。其治疗的基本原则是休息、镇静、解痉，有指征地利尿、降压。根据2010年《中国高血压防治指南》，妊娠妇女血压≥150/100毫米汞柱时应开始降压治疗，目标是将血压控制在（130～140）/（80～90）毫米汞柱。孕妇与普通人群相比，血压控制相对宽松，孕妇血压过低会影响胎盘的血液灌注和胎儿的血液循环。根据孕妇的病情可选择硝苯地平、肼屈嗪、甲基多巴等降压药。动物实验表明：除利尿剂氢氯噻嗪外，比索洛尔、缬沙坦、非洛地平、卡托普利对亲代小鼠都有一定的毒性，其中卡托普利对小鼠生殖和发育毒性较大，因此，孕妇应尽量避免使用。

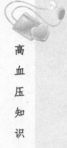

健康谚语

不气不愁，活到白头。生气催人老，快乐变年少。

——佚名

62. 前列腺肥大的高血压
患者选用什么降压药好？

前列腺肥大是老年男性的常见病。随着我国进入老龄化社会，前列腺肥大与高血压二者并存的发病率明显增加。α肾上腺素受体阻滞剂可以选择性松弛前列腺组织和膀胱平滑肌而不影响逼尿肌收缩，从而缓解梗阻，使排尿畅通。α肾上腺素受体阻滞剂如特拉唑嗪、多沙唑嗪，除对前列腺肥大有益，用于改善良性前列腺增生症患者的排尿症状，如尿频、尿急、尿线变细、夜尿增多、排尿不尽感等，而且能降低周围血管阻力，用于治疗高血压，对收缩压和舒张压都有降低作用，可单独使用或与其他抗高血压药同时使用。因此，α肾上腺素受体阻滞剂对前列腺肥大和降压都有作用，一举两得，可供选择。

63. 痛风患者不能服哪些降压药？

噻嗪类利尿剂（如双氢克尿噻）、祥利尿降压药（如呋塞米）、潴钾利尿降压药（如螺内酯、氨苯喋啶），均能干扰尿酸由肾小管排出，对正常人无关紧要，对痛风患者则可导致病情加重。所以高血压伴发痛风的患者尽量不要长期应用利尿剂，包括含有上述利尿剂之复方降压药，如复方卡托普利。目前，研究者对血管紧张素转化酶抑制剂对尿酸的影响有两种完全不同的见解。有的人认为此类药有扩张肾血管、增加肾脏血流量、促进尿酸排出、降低血尿酸水平的作用；也有人认为，这类药只扩张肾脏血管的某一部分，而不是血管的全部，肾脏的血流量不是增加而是减少，使尿酸排出量下降，引起血尿酸升高，加重痛风。总之，高血压患者，尤其是伴高尿酸血症和痛风的患者，应尽量选择对血尿酸无负面影响或影响较小的降压药。即使服用同一种降压药，对血尿酸的影响也有个体差异，所以患者在长期服用这些降压药的过程中，要经常检测血尿酸的浓度。如用某种降压药后血尿酸水平不断升高，应换药或增加降尿酸药的用量，使血尿酸保持正常水平，以防发生痛风。

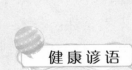

健康谚语

常乐常笑，益寿之道。　　　　　　——佚名

64. 高血压患者遇到手术怎么办？

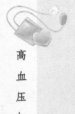

当高血压患者遇到其他疾病、外伤需要手术时怎么办？由于患者缺乏医学专业知识，要做出是否需要手术、何时手术的决策是相当困难的，此时就需要医生做出决定。医生应该向患者或家属做出相应解释，以利患者配合治疗。

根据需要手术的患者的病情轻重缓急、手术对患者造成的危害大小，分三类治疗：

（1）选择性手术：对病情不重、进展缓慢的疾病，如眼科白内障、良性肿瘤等可采用选择性手术。先把患者血压控制在正常水平，80岁以上者可控制在小于150/90毫米汞柱，与此同时，尽量改善患者的全身情况，以提高手术安全性。若术前患者服用利血平①这一类降压药,术前1周应该停用,可改为血管紧张素转化酶抑制剂或血管紧张素Ⅱ受体拮抗剂,以利于术中血压平稳。

（2）限期手术：若高血压患者患上恶性肿瘤,如胃癌、肺癌等需要手术,而血压治疗未达标,或全身情况欠佳时,应尽快把血压控制好,加强全身支持治疗,待血压和全身情况改善,尽快手术,防止癌细胞扩散。

（3）紧急手术：若遇急性胃肠穿孔、肝脾破裂、颅脑外伤等急症,必须立即采取紧急手术。术前酌情应用降压药,为避免血压过低,一般降压药采用常规剂量的1/2或2/3,当血压适当降低后,应不失时机地进行手术治疗,并做好术前、术中和术后的生命指标的监测工作,以便及时处理突发状况。

---

① 利血平不推荐作为治疗高血压的一线用药,因为它属于肾上腺素能神经元阻断性抗高血压药。它通过耗竭周围交感神经末梢的肾上腺素和心、脑等组织的儿茶酚胺和5-羟色胺达到降压的目的。患者在手术中对麻醉药的心血管抑制作用非常敏感,容易发生低血压和心率减慢现象,椎管内麻醉尤其明显。此外,麻黄碱和多巴胺等间接交感神经激动药升压效果差,术前必须停掉。

65. 什么叫复方降压药？
服此药有什么好处？

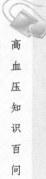

复方降压药，一般来说是指含有 2 种或 2 种以上降压药物成分的制剂，实际上就是降压药物的联合应用。2 种或 2 种以上降压药联合时，降压作用机制具有互补性，因此具有相加的降压作用，甚至于超过原有剂量翻倍的降压幅度，并可互相抵消或减轻不良反应。因此，复方降压药的特点是降压作用更强，保护的器官更多，对预防心、脑血管并发症更好，而不良反应更少、更轻微。但是，单纯复方制剂降压治疗有一定的局限性，最为突出的是灵活性较差，有时调整剂量不方便。

现有固定配方的复方降压药很多，如复方卡托普利，即开富特（卡托普利 10 毫克＋氢氯噻嗪 6 毫克），海捷亚（氯沙坦钾 50 毫克＋氢氯噻嗪 12.5 毫克）等。

复方降压药适用于新诊断的 2 级以上高血压

患者（收缩压≥160毫米汞柱或舒张压≥100毫米汞柱），在起始治疗时即可使用单纯复方制剂。目前正在接受降压治疗但尚未使用复方制剂者，可根据个人具体病情换用或加用复方降压药物。

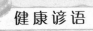
健康谚语

人无泰然之习性，必无健康之身体。

——佚名

66. 中药降压药有没有副作用？珍菊降压片是中药吗？

任何降压药,包括中药降压药都有一定的副作用,关键在于副作用的大小。医生要根据患者的病情和服药的反应,综合判断,权衡轻重利弊(即权衡药物的获益与风险):药物对患者利大于弊就用,弊大于利就不用。

严格来说,珍菊降压片不是纯中药制剂,是中西药联合在一起的复方制剂,它包括5种药物。

(1)2种中药:珍珠层粉和野菊花膏粉,其作用是清热解毒、降压。

(2)3种西药:氢氯噻嗪有利尿作用,有高尿酸血症、低血钾和肾功能不良者慎用;盐酸可乐定,能扩张血管达到降压目的,会引起直立性低血压,孕妇慎服,高空作业者忌服；芦丁有降低毛细血管脆性、扩张小血管的作用,可轻度降压。

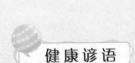
健康谚语

　　古语说：业精于勤。据我看,光勤于用脑力而总不用体力,业也许不见得能精；两样都用,心身并健,一定更有好处。　　　　——老舍

67. 什么是长效降压药?

　　长效降压药是指每日服 1 次的降压药物,能平稳控制 24 小时的血压,可有效避免因治疗方案选择不当而导致的医源性清晨血压控制不佳的情况发生,从而降低清晨心血管事件的发生率。此类降压药有拜心同、氨氯地平、缬沙坦、氯沙坦钾等。

68. 为何平稳控制清晨血压十分重要？

未经降压治疗的高血压患者，清晨 6—12 时收缩压平均升高 14 毫米汞柱，甚至更高，同时，清晨时段也是心肌梗死和中风高发的时段。血压的变异性是指一定时间内血压波动的程度。清晨是一天中血压波动最大的时段。和血压升高一样，血压波动大或变异大，是血管病变、容量扩张及神经内分泌功能失调的最终结局，是一种严重的疾病状态。高且波动的血压更可能导致斑块破裂，在重要的脏器会导致缺血性损伤，在大脑会导致中风，在心脏会导致心肌梗死。因此，平稳控制清晨血压，对于改善血压变异性，减少中风和心肌梗死有重大的意义。

据统计，60% 以上的诊室血压已经控制的高血压患者，其清晨血压并未达标，而清晨血压监测是发现清晨血压不达标的简易手段，是中风和心肌梗死患者血压管理的关键点。很多高血压患者会在晨起服药后再测量血压,此时服用的降压药物已经开始起效,所测出的血压值并不能真实反映血压的控制情况。如果患者服用的是短效降压药,药效不能持续 24 小时,在第二天清晨服药前药物浓度已经很低,药效很弱,常不能很好地控制血压。因此,在清晨服用长效的能管控 24 小时血压的药物之前测得的血压值,才能真实反映当前的降压方案是否能控制好全天的血压,是有效进行血压管理,进而降低心脑血管疾病发生率的重点。

健康谚语

房宽地宽,不如心宽。

——佚名

69. 高血压患者应慎用哪些药物?

日常有些药物在药理作用上会与抗高血压药物产生拮抗,甚至会加重高血压,因此高血压患者应慎用以下药物:

(1) β受体激动剂:哮喘患者在使用β受体激动剂如麻黄碱、异丙肾上腺素,沙丁胺醇、克仑特罗、丙卡特罗等药物时,应注意这类药物有可能导致血压升高。

(2) 激素类药物:如过敏性疾病、自身免疫性疾病等所用的皮质激素类药物可的松、泼尼松、地塞米松等,容易引起体液潴留,加重症状,故高血压患者应避免使用或慎用。妇产科所用的雌激素、口服避孕药会导致一定程度的体液潴留,从而加重高血压的症状,应该慎用。

(3) 非甾体抗炎药物:如吲哚美辛、布洛芬、优布芬等一大类具有解热、镇痛和抗炎作用的药物。此类药物会引起体液潴留及水肿，使高血压患者的症状加剧。

（4）抗抑郁药物：特别是单胺氧化酶抑制剂，如吗氯贝胺、托洛沙酮等具有升高血压的作用，使用前要评估其利弊。

（5）拟肾上腺素药萘甲唑林：具有收缩血管作用，所配制的鼻眼净和滴鼻净常用于急慢性鼻炎、眼结膜充血，高血压患者要慎用。

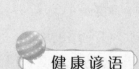
健康谚语

千保健，万保健，心态平衡是关键。

——佚名

70. 高血压的消融治疗是怎么回事？

　　目前,顽固性高血压的治疗手段取得了新的进展——经皮导管去肾动脉交感神经消融术,并且它的疗效得到了初步认可。其方法是将射频消融导管导入肾动脉,发出射频能量阻断支配肾脏的交感神经,去神经化治疗,达到降压目的,这是具有一定前途的非药物治疗高血压的手段。由于这是新技术,故应根据该手术的适应证,严格选择患者,并与患者充分沟通,取得患者的同意后方可手术。在没有获得充分的循证医学证据前,该技术不应在临床上广泛推广使用。

71. 抗高血压疫苗能
终结每日服药吗？

　　治疗性疫苗是治疗高血压的新思路，是一种创新型研究。它的机理如下：在人体内有一种称为血管紧张素的物质分布在血管壁上，当它分泌过多时，会使血管收缩，血压升高。治疗性高血压疫苗就是根据这一点，使分泌的血管紧张素水平处于正常范围，并且可以长期维持正常状态。

　　治疗性高血压疫苗的优点如下：① 高血压疫苗有效期长，能有效、稳定控制心血管高危时间的清晨血压；② 疫苗每年只需注射数次，保证体内抗体水平不降低，避免每天定时服药的麻烦，患者的依从性明显优于口服药；③ 降压药对肝、肾有一定的损伤，而高血压疫苗有效期长，使用次数少，不良反应也少，患者易于接受。

　　国内、国外对高血压疫苗的研究尚处于探索阶段，疫苗动物实验效果很好，临床试验还未做完,就算这种疫苗取得了成功,也不能取代现有的所有抗高血压药物,因为抗高血压的药物有多种,这种疫苗只适用于由血管紧张素增多引发的高血压。高血压疫苗的研发十分复杂,即使一切顺利,也至少需要 10 年。

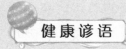

健康谚语

树老怕空,人老怕松。戒空戒松,从严从终。

——佚名

72. 遗传性高血压可以根治吗?

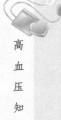

遗传性高血压无法预防,而且发病率也无法降低,因此寻求新的高血压治疗方法和策略就显得十分必要和迫切。精准医疗虽然比较遥远,但给遗传性高血压的根治带来希望。精准医疗(Precision Medicine)是一种将个人基因、环境与生活习惯差异考虑在内的疾病预防与处置的新兴方法。2015年1月20日,美国总统奥巴马在"国情咨文"中提出"精准医学计划",希望精准医学可以引领一个医学新时代。运用基因编辑技术,人类未来可以修正"突变"的基因,根治一些疾病。

随着分子生物学技术的发展,高血压的基因治疗就自然而然地成为当前研究的热点。高血压基因治疗包括正义(基因转移)和反义(基因抑制)两种方式,通过这两种方式可达到改变宿主细胞基因型或者使原有基因型得到加强的效果。

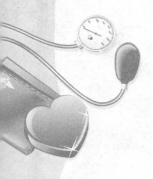

辅助

降压

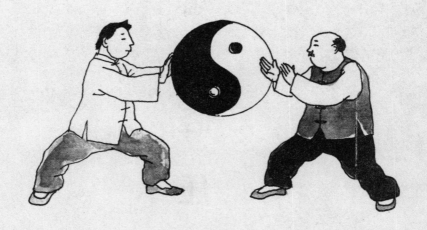

73. 音乐能治疗
高血压吗？

答案是肯定的，但它只是一种辅助治疗方法，所谓高血压音乐疗法或称心理音乐疗法，是利用经过选择、有保健性质的音乐，达到治疗高血压的目的。

人们常说："看花解闷，听曲忘忧。"高血压是一种身心性疾病，听音乐能令人心情愉快、气血通畅，消除由于心理因素造成的紧张情绪，提高应激能力，从而使血压降低。

高血压患者应选择曲调悠然、节奏徐缓、旋律清逸、风格高雅的轻音乐和古典音乐，如巴赫的小提琴协奏曲、民族乐曲《平湖秋月》和《春江花月夜》等。相反，强劲刺耳的音乐，不但不能降低血压，反而会引起血压升高，甚至引发心血管并发症。

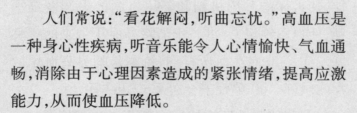

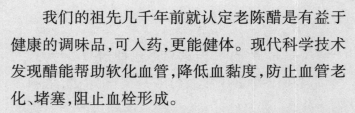

74. 醋疗能降血压吗？

　　我们的祖先几千年前就认定老陈醋是有益于健康的调味品，可入药，更能健体。现代科学技术发现醋能帮助软化血管，降低血黏度，防止血管老化、堵塞，阻止血栓形成。

　　醋疗降压的特点：① 能恢复血压的调节机能，使人体的升压机制和降压机制的失调恢复平衡，使血压稳定，并进一步消除高血压带来的各种并发症。② 对高血压早期，特别是临界高血压的疗效较好。③ 醋疗安全可靠，无毒副作用。

　　有些醋制品还添加了中草药，如改善微循环、降低血管阻力的葛根和具有降压作用的罗布麻，这样，醋制品就具有"叠加增效"的药理作用，有益于心脑血管健康。

75. 醋泡花生米能降低血压吗？

醋含有氨基酸、钙、维生素 B 等物质，既是调味品，又对皮肤有很好的美容作用，而且醋里的皂素可以排除黏附在血管壁上的脂肪，减少血液中胆固醇的含量，具有一定的降压作用。笔者在诊疗工作中曾询问过患者服用醋泡花生米的降压情况，其结果并不一致，有的有效，有的无效，没有发现循证医学的证据，因此，在降压和降胆固醇方面，醋仅仅起辅助治疗作用。对高血压和高胆固醇血症，除了改善生活方式外，药物治疗是基础、是根本，醋泡花生米降血压只能作为辅助的食疗方法。

76. 吃西瓜能降血压吗？

　　西瓜具有促循环、活血脉、降血压的作用。西瓜中降血压的成分是瓜氨酸。瓜氨酸在人体内通过尿素循环的中间反应转变成精氨酸，精氨酸又能在血管内皮细胞一氧化氮合酶的催化下变成一氧化氮，使全身的血液循环畅通无阻。精氨酸的作用与硝酸甘油相似，二者都是通过产生的一氧化氮使血管扩张，畅通血管。西瓜的利尿作用，对降血压也有一定的帮助，但西瓜仅仅起辅助降压作用，降压药还必须坚持服。

77. 气功能治疗高血压病吗?

高血压分两类:一类是继发性高血压,指由其他疾病引起的症状性高血压,原发性疾病去除,血压就会恢复正常,此类约占高血压的 10%;另一类是原发性高血压,也称高血压病,至今病因尚未明确,一般认为由遗传因素和环境因素(如身体超重、食盐过量、过度饮酒、慢性应激、缺乏体力活动等)共同影响所致,此类高血压占大多数,约占 90%。

高血压病的发病机制与高级神经活动、肾素-血管紧张素系统、肾脏、体液、胰岛素抵抗等内分泌功能失调有关。

当今世界,生存环境缩小了,人际关系复杂了,生活节奏加快,生活方式改变,令人应接不暇,各种心理疾病损害着人们的健康。气功的本质特征就是调神练意,即通过调身、调息、调心的方法,通过心理调整来影响自身的生理功能,缓解心理紧张,生成良好心境,实现机体协调运作,达到防治疾病的目的。正确的气功锻炼,可消除身心疲劳,增强肌体免疫力,治疗高血压病,特别是轻、中度高血压患者不妨一试。

气功治疗的功法有以下两种:

（1）松静功:一般采用三线放松法,先把人体前、后和两侧从头至足（手）、从上而下分次逐步进行放松,吸气时意想静,呼气时意想松。吸气时宜短,呼气时宜长。每次练功 30～60 分钟,一日2～3 次。

（2）强壮功:一般采用站式,以三圆式或下按式站桩。意念守住丹田穴（肚脐下三寸）或涌泉穴（两足心）。每次练功 30～60 分钟,一日 2～3 次。本功法适用于体质较强者。

气功不仅能够稳定血压、巩固疗效,而且能减少高血压并发症的发生率。

78. 太极拳对高血压病有好处吗？

练习太极拳时一定要心静，让大脑皮层处于充分的休息状态，进而通过意念、呼吸、动作的配合，完善大脑细胞功能，增强神经系统的灵敏性，协调全身各器官。长期练习太极拳，对高血压病有较好的防治功能。实际上它是高血压病非药物治疗的一部分，也是改善人们生活方式的重要组成部分。

太极拳防治高血压病有着广阔的前景，尤其是中医强调的"治未病"在应用太极拳防治高血压病中得到充分体现。练太极拳，贵在坚持。太极拳防治高血压病适用于高血压易感人群、临界高血压和1级高血压患者，但伴有心、脑、肾并发症，有心力衰竭、心房颤动、严重心律不齐、心动过速、心绞痛等症状，轻度运动后血压明显升高的高血压病患者不适合练太极拳。太极拳的降压效果具有可逆性,如果停止锻炼,训练效果会在2周内逐渐消失,因此要求患者持之以恒,只有坚持长期锻炼,才能达到满意的降压效果。但对中、重度高血压患者,太极拳绝不能替代降压药物的治疗。

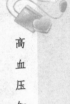

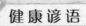

健康谚语

养生乃长寿之伴侣,健康是长寿的朋友。

——佚名

79. 针灸对高血压病有何影响？

针灸对改善原发性高血压的症状有一定的疗效。如是继发性高血压应着重治疗原发病。对中、重度高血压，针灸与中西药联合治疗可以提高疗效。原发性高血压是慢性病，长期针灸治疗很难坚持，没有服用降压药方便，但针灸可作为缺医少药情况下治疗高血压的一个补充选择。

中医认为原发性高血压与肝、肾的阴阳平衡失调或痰湿壅盛有关，表现为头痛、眩晕、心悸、失眠等。"肝为刚脏"，赖肾阴濡养而其柔和，如肾阴不足，致肝阳偏亢，阳亢结果，又会进一步使肾阴耗伤，转为因果，使肝火肝阳更加亢盛，甚至煽动肝风，发生中风。

针灸原则：以平肝潜阳为主，佐以对症加减。

常用穴位：风池穴、曲池穴、足三里穴、太冲穴。

备用穴位：(根据症状选择)太阳穴、翳风穴、神门穴、三阴交穴、太溪穴、阳陵泉穴、阴陵泉穴、丰隆穴、内关穴等。

操作方法：针曲池穴时可透少海穴，中、强度刺激，约留针30分钟。

健康谚语

心理平衡，生理平衡，预防疾病，身体安静。

——佚名

80. 磁疗对高血压有何作用？

磁疗是利用强度为几百至几千高斯的磁场，作用于身体表面的穴位，达到治疗疾病的作用。据观察，磁疗对临界高血压和1级高血压的效果好；对中、重度高血压收效甚微。磁疗主要是通过调节中枢神经和自主神经，降低大脑的兴奋性，改善末梢循环来控制血压。简便常用的磁疗器具包括磁疗手表、磁疗枕头、磁疗水杯、磁疗片等。磁疗是比较安全和经济的，同时又很简单，但一部分人用后会出现局部疼痛、有痒感、头晕、恶心、乏力、气短、嗜睡等不适，如果不适反应较重则停止使用磁疗器具。

81. 降压操能代替
降压药吗?

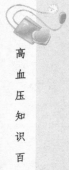

近来网上流传降压操对治疗高血压病有明显的作用,甚至误导患者可以不服降压药。降压操是根据中医"平肝息风"的理论对太阳穴、百会穴、风池穴等穴位加以按摩,调整微血管的舒缩作用,解除动脉痉挛,从而疏通气血,调和阴阳。许多患者做降压操的实践表明,降压效果并非那么理想,因此,降压操绝不能代替降压药。国内、国外的大量临床治疗实践一致表明,治疗高血压首先以使用 24 小时的长效降压药为主,在此前提下,降压操和其他运动疗法一样,可作为一种辅助性治疗方法。

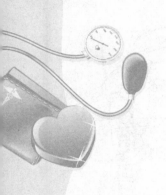

高血压患者的**日常生活**

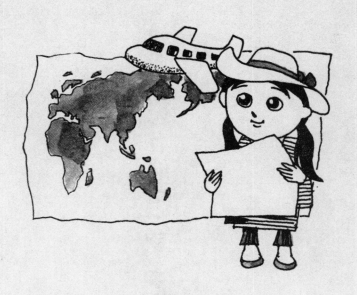

82. 气候对血压有什么影响？

高血压是由遗传因素和环境因素共同影响造成的,作为环境因素之一的气候,如气温、雨量、风、气压等因素,对血压的高低均有一定的影响。

气温对高血压的影响十分明显,天气寒冷的地方,高血压的发病率远高于炎热的地方。平均冬季血压比夏季高 6～12 毫米汞柱,气温每下降 1℃ 则收缩压上升 1.3 毫米汞柱,舒张压上升 0.6 毫米汞柱。这是由于冬季人们运动减少,全身外周血管收缩以保温,寒冷刺激使儿茶酚胺分泌增加,致使血压升高,加之高血压患者往往伴有动脉硬化,血管弹性差,故增加了高血压中风的危险。夏季天气炎热,人们活动增多,机体通过扩张血管来散热,血管阻力下降,大量出汗减少了血容量,汗液中钠盐排出增多,夏天所食西瓜等水果含钾盐较多致使血压下降。但要说明的是,夏季开空调造成室内外温差过大,也会致血压不稳,老年人易患中风。因此,高血压患者冬季一要注意保暖,二要坚持服药。

要注意的是,气候的骤然变化,对高血压患者影响最大。寒潮过境,大风雨雪天气,老年高血压患者要特别留心。最近有研究表明:与最理想温度20℃时脑出血的发病率相比,当温度降到10℃时,脑出血的发病率增加137%,0℃时脑出血的发病率增加192%,－10℃时则攀升至313%,－20℃时为576%。此项研究为高血压可能是导致脑出血的潜在因素提供了证据。

梅雨季节气压较低,血管舒缩功能失调;闷热天气影响睡眠质量,使人脾气急躁、情绪波动大,这些都会导致血压升高。

83. 雾霾会导致血压升高吗？

雾霾不仅对呼吸系统有伤害，会诱发急性鼻炎、支气管炎、哮喘等疾病，而且对心血管系统同样有伤害，会诱发心肌梗死、高血压等疾病。流行病学资料发现，急性暴露于高浓度的污染物中会增加急性心肌梗死等心血管事件的发生率。一项发表在《美国医学会杂志》上的研究表明，除了臭氧外，其他的空气污染物，如一氧化碳、二氧化碳、二氧化硫、PM10、PM2.5 均会不同程度地增加心肌梗死的风险。

对在美国波士顿进行心脏康复的患者的研究发现，PM2.5 每升高 20 微克/米^3 能导致收缩压升高 2.8 毫米汞柱，舒张压升高 2.7 毫米汞柱。有学者发现，血压正常的成人暴露于高浓度的 PM2.5 和臭氧中 2 小时，其舒张压升高 6 毫米汞柱。

研究发现，长期空气污染与动脉粥样硬化的

进展有关,而动脉粥样硬化的进展会促进血压升高。最新的研究发现,空气中的 PM2.5 每升高 10.5 微克/米^3,反映血管弹性和损伤指标的颈动脉内膜厚度就增加 4%。居住在离高速公路 100 米内的居民,其颈动脉内膜厚度增长速度是普通人群的 2 倍。

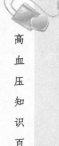

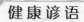

健康谚语

新鲜空气是天赐的良药。

——佚名

84. 高血压患者能饮酒吗？

不提倡高血压患者饮酒，若饮酒也不要过量。饮酒量与血压水平呈正相关，也就是说喝酒越多者，血压水平就越高。虽然少量饮酒后短时间内血压会有所下降，但长期少量饮酒可使血压轻度升高。如果每天平均饮酒大于3个标准杯（1个标准杯相当于12克酒精），收缩压和舒张压分别平均升高3.5毫米汞柱和2.1毫米汞柱。嗜酒者的心血管病发病率高达59%，死亡率比一般人高3倍以上，其中30%~50%的人死于心脑血管疾病。

饮酒使血压升高的因素包括：① 长期饮酒者会引起交感神经兴奋，体内皮质激素水平和儿茶酚胺水平升高；② 使肾素-血管紧张素、血管加压素和醛固酮的水平升高；③ 细胞内游离钙浓度降低，外周血管阻力增加；④ 酒精含有很多热量，下酒菜往往含有的胆固醇偏高，二者均能使体重增加,而肥胖也是高血压的危险因素之一;⑤酒精干扰许多降压药的疗效,并增加降压药的副作用。此外,长期大量饮酒还会造成心肌损害,发展成酒精性心肌病。过量饮酒会诱发急性脑出血和急性心肌梗死。

健康谚语

莫贪意外之财,莫饮过量之酒。

——(清)朱柏庐

85. 为什么高血压患者不能吸烟？

应该说所有的人都不应该吸烟,每年的 5 月 31 日被定为"世界无烟日",其目的就是号召人们远离烟草。

吸烟有害健康早已成为不争的事实,它不但吞噬吸烟者的健康和生命,而且还会污染空气,危害他人。吸烟的害处是多方面的,特别是对呼吸系统和心血管系统影响最大。

吸烟可引起血压升高,其机理如下：① 烟草中的尼古丁能刺激心脏和肾上腺释放大量的儿茶酚胺,使心跳加快、血管收缩和血压升高；② 长期大量吸烟(每日 1 包以上)可引起小动脉持续性收缩,久而久之,血管平滑肌变性,内膜增厚,形成小动脉硬化；③ 吸烟可加速伴有糖尿病的高血压肾病病情加重,使血压更高；④ 吸烟的高血压患者,对降压药的敏感性降低,抗高血压治疗不易获得满意的疗效。吸烟会引起白天和黑夜的收缩压和舒张压皆升高,而夜间血压升高与左心室肥厚直接相关,会给心脏带来不利的影响。

　　因此,奉劝青少年不要养成吸烟的习惯;已经吸烟的成年人,现在戒烟也为时不晚,早戒烟早获益。

健康谚语

　　健康,随烟而逝;病痛,伴烟一生!

——佚名

86. 为什么高血压患者要吃低盐饮食？

　　盐（氯化钠）是我们生活中不可缺少的调味品，但摄入量过多，会对健康不利。以大量的咸鱼、腌菜、酱油为食盐基础的日本东北部民众，有40%的人患高血压，而以低盐食物为主的马来西亚人，几乎没有人患高血压。在我国广东省，食盐量较低，高血压发病率仅 3.5% ~5%，而喜食咸的北方人，高血压的发病率明显升高。

　　食盐在内分泌系统的作用下，能使血管对各种升血压物质的敏感性增加，引起小动脉痉挛，使血压升高，而且还能使肾脏细小动脉硬化过程加快。同时，盐有吸附水分的作用，故高盐饮食引起水潴留，继之血容量增加，再加上细胞内外钾钠比例失调，红细胞受损，血液黏滞，流动缓慢，加重了循环负担，导致血压进一步升高。然而机体的遗传差异可导致有些人因摄盐量高而患高血压，而有少数人虽然摄取过量的食盐却不发生高血压。

世界卫生组织建议，一般人每日食盐摄入量为 6～8 克。《我国居民膳食指南》提倡每日食盐摄入量应少于 6 克。对于高血压患者，食盐摄入量建议控制在 4 克。需要提醒的是，咸菜、酱油、腐乳等皆是含食盐的调味品，应该计算在内。酱油中含盐量约 18%，只要将酱油用量乘以 18%，即得出通过食用酱油摄入的食盐量。

低盐饮食往往淡而无味、难以下咽，为了解决这个问题，各种保健盐应运而生，如美国的混合盐、芬兰的保健盐、日本的长寿盐和我国的多种低盐调味品，它们的共同点是氯化钠含量减少，钾、镁等含量增加，以维持体内电解质的平衡而又不减淡咸味。

87. 饮茶、喝咖啡对血压有何影响？

茶叶和咖啡中都含有咖啡因（咖啡碱），是一种中枢神经兴奋剂，也是一种新陈代谢刺激剂。适度地饮用能够暂时提神醒脑、驱走睡意、解除疲劳和恢复精力。但过量、过浓地饮茶、喝咖啡，其中含有的咖啡因等活性物质使中枢神经细胞活性升高，致肾上腺素分泌增加，心跳加快，心输出量增加，血压升高。因此，心血管病患者应慎喝咖啡。

各类茶叶中，绿茶含咖啡因最少，而含茶多酚较多，后者有一定消除咖啡因的作用，还具有增加血管弹性，降低血中胆固醇、甘油三酯和低密度脂蛋白胆固醇水平的作用，对高血压等"三高"患者有好处。因此，血压不是很高的人，适量喝些清淡的绿茶是可以的。高血压患者应远离咖啡，特别是在情绪紧张、工作压力较大而血压尚未很好控制者，更忌喝咖啡，否则会对高血压起推波助澜的作用。

饮用中草药泡的茶对高血压有很好的辅助治疗作用。所谓降血压茶,其实就是用喝茶的方式来喝中草药,虽然对防治高血压没有什么副作用,但绝不能代替降压药。常用的降血压茶有菊花茶、山楂茶、葛根茶、荷叶茶、玉米须茶等。

健康谚语

　　空腹饮茶心发慌,隔夜剩茶伤脾胃,过量饮茶人瘦黄,淡茶慢饮保年岁。

——佚名

88. 高血压患者能运动吗？

适当规律运动是国家层面提升全民健康水平，遏制慢性病发生的低成本有效策略。运动可促进血液循环，降低胆固醇水平，增加肌肉力量，防止骨与关节僵硬，增进食欲，促进胃肠蠕动，预防便秘，改善睡眠。持续规律的有氧运动，如散步、慢跑、骑车、爬楼、游泳、打太极拳等，可降低血压。高血压患者运动时必须注意以下几点：

（1）制订个体化的运动方案。轻度高血压（≤159/99 毫米汞柱）患者，运动一般无禁忌；中、重度以上高血压[（160～179）/（100～109）毫米汞柱、≥180/110 毫米汞柱]患者必须在医务人员指导下进行，以免用力过猛，憋气用力导致意外发生。

（2）要做好运动前的热身运动。

（3）生活规律，劳逸结合，戒除烟酒，合理饮食，控制体重。

（4）循序渐进,量力而行,规律运动。

（5）定期测量血压,调整运动强度,避免运动不足或运动过量。

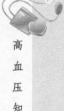

健康谚语

若要健,天天练,健康是长寿的伴侣,运动是健康的源泉。

——佚名

89. 过度运动会致血压升高吗？

运动并不是越多越激烈越好，过度运动会导致血压升高，但这个血压高不是狭义的高血压病。过度激烈的运动、过分强烈的情绪，都可能导致血压突然升高。

1988 年 33 岁的美国女排运动员海曼、2001 年 30 岁的我国男排名将朱刚都是在剧烈运动中，血压突然升高，诱发主动脉夹层，最终倒在运动场上，结束了年轻的生命。

90. 体重对高血压有什么影响？

减肥可以改善高血压患者的血压情况，同时可以降低甘油三酯、胆固醇水平，还能预防心脑血管疾病的发生。多项随机对照试验表明：肥胖的高血压患者体重每下降 1 千克，血压可降低 1.05/0.9 毫米汞柱，而且体重下降 5 千克者，血压下降幅度明显大于体重下降不足 5 千克者。

肥胖为什么会导致高血压呢？目前有以下几种解释：

（1）人体有一种由脂肪细胞衍生的激素叫瘦素，高瘦素血症与肥胖有关，瘦素可通过激活交感神经系统，导致血压升高。

（2）肥胖所伴随的长期交感神经，尤其是肾脏局部的交感神经活动增加，通过外周血管的收缩，使肾小管对 Na^+ 重吸收增加，导致高血压。

（3）胰岛素抵抗。高胰岛素血症可能是通过

激活细胞 $Na^+ - K^+ - ATP$ 酶促使细胞 Na^+ 浓度升高,机体钠潴留,降低 $Ca^{2+} - ATP$ 酶活性,增加细胞内钙浓度,促使血管阻力上升及增加交感神经活动而导致血压升高。

(4)脂肪细胞衍生的血管紧张素原水平升高,在肾素作用下引起血中血管紧张素 Ⅰ 升高,后者在血管紧张素转化酶作用下,形成血管紧张素 Ⅱ,它具有强烈的血管收缩作用。

(5)肥胖高血压患者内皮素 A 受体介导的血管收缩作用增强。

(6)肥胖者常伴有肾脏结构和功能的改变,后者导致相关交感神经活性增加和刺激肾上腺皮质球状带分泌醛固酮,后者促使水钠潴留,致血压升高。

91. 服降压药会影响性功能吗？

降压药对男女性功能均有不同程度的影响，对男性的影响较女性明显。男性表现为性欲减退、阳痿和不能射精；女性表现为月经不调、性欲减退和阴道润滑性不足。要说明的是，高血压患者往往本身因对性生活的顾虑，可能产生不同的心理障碍，导致性功能减退。但是不同的降压药因个体不同对性功能的影响程度不同。高血压患者应根据自身的具体情况，选择适合自己的药物，但绝不要因为担心降压药影响性功能而拒服降压药。

常用的降压药对性功能的影响如下：

（1）利尿剂：噻嗪类药物如氢氯噻嗪可导致性欲降低、勃起功能障碍和射精困难，发生率为3%～32%，其原理尚不明确，停用该药后，性功能障碍可恢复。但另一种利尿剂吲哒帕胺对性功能的影响极少见。

（2）β受体阻断药：使用β受体阻断药都会出现性功能障碍，其中普萘洛尔（心得安）最为多见。而选择性β受体阻断药要好得多，如阿替洛尔和美托洛尔对性功能没有不良影响，比索洛尔甚至可能改善某些性功能。新型β受体阻断药奈比洛尔，能产生血管舒张作用，改善血管内皮功能，使性功能障碍的发生率降到最低。

（3）钙拮抗药：硝苯地平用后不会产生性功能障碍，甚至可改善某些性功能指标，而同类药物氨氯地平却缺乏这方面的好处。

（4）血管紧张素转化酶抑制剂：卡托普利对性功能无不良影响，甚至可能有改善的作用，但同类药物贝那普利和赖诺普利可引起阳痿。

（5）血管紧张素Ⅱ受体拮抗剂：如缬沙坦很少影响血浆睾酮水平，有报道表明其对性功能不但没有影响，而且有明显促进和改善的作用。

（6）其他：利血平、甲基多巴等对性功能的影响较明显，尽量避之。

92. 高血压患者过性生活应注意什么？

性生活是一种中等强度的体力活动，也是一种精神兴奋、情绪激昂的情感活动。性生活时呼吸加快，心跳加速，血压升高，往往会带来心脑血管事件的风险。笔者在 20 世纪 70 年代行医时曾遇到一位 58 岁的男性高血压老干部，因隔离审查半年后澄清了没有历史问题的事实，被释放回家，高兴之余，当夜就过性生活，由于兴奋过度，事中突然发生左侧上下肢不能动弹，来院就诊，诊断为急性脑出血。所以高血压治疗未能控制者，特别是老年患者，应该予以特别注意，避免诱发心绞痛、心肌梗死、中风、猝死等。

高血压患者过性生活时应注意：

（1）1 级（轻度）高血压患者［血压（140～159）/（90～99）毫米汞柱］，如果无自觉症状，正常生活没有什么不良影响，可以与健康人一样过性生活。

（2）2级（中度）高血压患者［血压（160～179）/（100～109）毫米汞柱］，如果自觉症状不严重，也可进行性生活，或者在药物保护下进行性生活，但应频率适度，切勿过分激动和时间过长。

（3）3级（重度）高血压患者（血压≥180/110毫米汞柱），或有心、脑、肾并发症者，应严格控制性生活，并在药物保护下使血压降到正常水平后进行性生活，以免发生意外。

（4）要说明的是，有些降压药如氢氯噻嗪、呋塞米、螺内酯等利尿剂及利血平、甲基多巴对性功能有抑制作用，尽量避之。

（5）高血压患者能否进行性生活因人而异，原则上应该使血压控制达标，在性生活时或性生活后，以患者不感到身体不适为宜。

93. 高血压患者可以服用伟哥吗?

　　伟哥(万艾可,西地那非)是辉瑞医药公司研发治疗心血管疾病药物时,意外发现能治疗男性勃起功能障碍的药物。研究表明:高血压患者同时服用伟哥100毫克和氨氯地平5毫克,仰卧位平均收缩压进一步降低8毫米汞柱,平均舒张压进一步降低7毫米汞柱,说明伟哥具有扩血管降压作用。因此高血压患者在服降压药的同时服用伟哥,要充分考虑两药的叠加降压作用。对于高血压伴有冠心病的中年人,切不可将伟哥与硝酸甘油等心脏病药物合用,以免血压大幅降低,危及生命。服用伟哥的起始量以25毫克为宜。

　　65岁以上者,伟哥的清除率降低,血药浓度升高,若服用可能增加不良事件的发生率。

94. 降压药对受孕有不良影响吗？

　　一般受孕男女多为健康年轻人，不存在这方面的问题。但随着男女晚婚和准生二孩的政策的到来，受孕男女年龄均偏大，高血压的发病率升高，会遇到降压药与受孕的关系问题，但查阅发现关于这方面的文献极少。对于轻度高血压的男女，如欲受孕，不妨首先注意生活方式的改善，增强体质，停服3个月降压药。受孕后3个月内女方如有高血压而服降压药，应尽量避免服用对胎儿有害的药物（可参阅相关药物说明书）。

95. 腰围与高血压有关系吗?

　　腰围增大导致血压升高。人体脂肪多了供应的血管要增加,供应脂肪的血管多了以后,血管上游的血管直径就会增加,直径增加以后,需要的血流量就多了。此时,心脏只有加紧泵血才能保证血液供应,而心脏一使劲儿就会引起心肌肥厚,就像我们天天运动,肌肉就会变厚一样,心脏的肌肉也会变厚。心肌肥厚到一定程度就会引起心肌缺血,肥厚量增加以后,压力加大就引起血压升高。所以脂肪增加特别是腰部的脂肪增加以后,会引起高血压。

96. 高血压与失眠有关系吗？

　　二者有关联是肯定的。睡眠能消除疲劳，使人恢复体力；保护大脑，使人精力充沛；增强机体免疫力；对老年人来说，能延缓衰老，促进健康长寿，保护人的心理健康；对儿童、青少年来说能促进生长发育；对女性来说，有利于美容养颜。长期失眠，引起中枢神经系统功能紊乱，会导致机体丘脑—垂体—肾上腺轴的交感神经功能异常活跃，血和尿中游离的皮质激素和儿茶酚胺等代谢产物明显增多，交感神经张力过度增强，均会引起高血压。临床观察中发现，许多药物控制达标的高血压患者，偶遇不良情绪刺激，一夜失眠，第二天血压即失控了；睡眠改善了，血压也就平缓地下降了。因此，对于失眠的高血压患者，首先应该找出睡眠障碍的原因，对症治疗。

97. 高血压患者能旅游吗?

高血压患者能否外出旅游,应根据患者的具体情况和旅游环境综合评估而定。

陆上旅游:单纯高血压患者,血压控制达标,可自由活动。对高血压并发冠心病者,特别是心绞痛者,如爬山要备急救药物,最好不要去高海拔地区。所有老年人最好在外出旅游前做一次全面体检。

空中飞行:目前,大型民用客机设施齐全、环境舒适,一般高血压患者乘飞机都没有什么安全问题。但飞机的重力加速度、飞行中可能出现的应急情况如高空气浪致飞机颠簸使人产生的不良反应、远程旅游的时差、气候等因素都会诱发心血管疾病,因此高血压患者乘飞机前应控制好血压,旅行中定时服药,并随身携带急救药物。

海上活动:水上旅游项目繁多,滑水、冲浪、水上摩托等应激性较强的项目,高血压患者不宜参加。血压控制达标的高血压患者可坐游艇。大型邮轮的特点是陆地游览和海上休息二者兼顾,劳逸结合,是释放压力的理想选择,适合高血压患者乘坐。

健康谚语

一个经常旅游的人,必有渊博的知识、不挠的毅力。一个经常锻炼的人,必有健康的体魄、充沛的精力。

——佚名

98. 高血压患者能开车吗?

我国法律法规明确规定,驾驶员必须身体健康,无妨碍安全行车的疾病。驾驶员体检表中也将血压列为必查体检项目。机动车驾驶员因高血压引发的交通事故已引起社会的关注。新闻上曾多次报道公交车驾驶员因脑出血、心肌梗死突发,为了乘客的安全,勉力将车停靠在路边,避免发生交通事故的消息。从医学上推理,脑出血和心肌梗死皆是长期高血压的结果。即使轻度的高血压也会造成头痛、头晕、眼花和视力模糊,妨碍安全驾驶。国内一些运输公司的有识之士,在出发前为长途车、公交车驾驶员行每日血压测试,血压超标者就"被休息",因为这关系到驾驶员个人及所有乘客的生命安全,所以高血压患者在血压未能控制前不能开车。

99. 服降压药后血压
正常者可以开车吗?

服降压药后症状消失,血压正常的人可以开车。但要注意的是,少数人服降压药后,通常会出现乏力、对路况的反应能力和动作协调能力下降,易导致交通事故。某些降压药还可引起头晕、嗜睡、抑郁、体位性低血压等不良反应,有碍驾驶,此时应根据自身的具体情况调整降压药或请医生调整。

100. 高血压是记忆力的亲手吗？

高血压对脑的损害是一个缓慢、持续进展的过程。随着高血压、动脉硬化、血管内皮细胞损伤等的发展，最终导致高血压脑病、脑梗死、脑出血等疾病，引起短暂的或持续的神经功能缺失，损害高血压患者的认知功能，最常见的就是记忆障碍，记不住东西，丢三落四。随着病情的进展，会出现不会算账、注意力不集中、与人沟通困难、出门迷路、抑郁焦虑等。

为了预防高血压对记忆力的损害，高血压患者应该经常监测血压，遵从医嘱，按时服药，控制好血压。这不仅能减少中风的发生，而且还能降低高血压对认知功能的损害。为了保护认知功能和有助于高血压的治疗，适当参加一些文体活动，如下棋、打牌、唱歌、跳舞、习书法、绘画、多读书、勤看报等是十分有益的。

101. 高血压患者拔牙时要注意什么？

拔牙时往往情绪紧张、焦虑，加上口腔局部的刺激，容易使高血压患者血压升得更高，导致心脑血管的意外。因此，需要拔牙的高血压患者，事先要正规、系统地进行降压治疗1周再就诊，血压要控制在180/100毫米汞柱以下才安全，必要时在心电监护下操作。对于高血压合并房颤的患者，拔牙前1周要停服抗凝药，如华法林、阿司匹林，以免手术时出血过多。对既往有中风史或有中风倾向的高危患者，为了避免停用抗凝药带来的并发症，必要时应监测凝血酶原时间或以低分子量肝素代替。若高血压患者已有心脑肾严重并发症，或心脏病患者已出现心力衰竭，则不能拔牙。

102. 高血压患者能否献血?

　　我国法规对献血者做出了规定:凡心血管疾病患者,如各种心脏病、高血压、低血压、心肌炎及血栓性静脉炎等患者是不能献血的。那么高血压患者为什么不能献血呢? 这是因为高血压患者在献血时,心脏的冠状动脉易发生痉挛,可能引起一时性缺血,导致心绞痛;而且高血压患者多合并有血脂异常,常有血流或血管异常,献血后血压下降、血流减慢,可引起血栓形成,易发生心肌梗死的意外。即使高血压患者通过药物将血压控制在正常范围之后,也是不能献血的。因为如果血管本身的调节异常没有改变,就算血压已经稳定,献血引起的血压波动也仍容易引起心血管意外。另外,如果血液中含有降压药,对受血者也有影响。出于对献血者和受血者双方的保护,我国的正规献血机构是不允许高血压患者献血的。

103. 辅酶 Q10 能降血压吗？

　　辅酶 Q10 是人体本身具有的物质。20 岁时其在心脏中的含量最高，以后随着年龄的递增逐渐减少、缺乏。这种缺乏与心脏、大脑和免疫系统相关的慢性疾病有直接关系。适当补充辅酶 Q10，可以养护心脏，为心肌细胞提供动力，为身体提供全面营养，但理论和实践都证明辅酶 Q10 不能使血压下降。

104. 午睡对血压有好处吗?

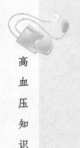

　　午睡,特别是夏季的午睡十分重要。美国阿勒格尼学院的一项研究发现:午睡45分钟能降血压。2007年哈佛公共卫生学院对2.4万名成年人的研究发现,与不午睡的人相比,午睡的人死于心脏病的可能性会降低40%。有资料表明,一些有午睡习惯的国家和地区,其冠心病的发病率要比不午睡的国家和地区低得多,这与午睡能使心血管系统舒缓,并使人体紧张度降低有关。所以,有人把午睡比喻为最佳的"健康充电"方式是有道理的。

105. 吃水果能降血压吗？

对于高血压患者,除了需要坚持服药降压之外,日常的护理和饮食也是相当重要的。高血压患者常吃水果也能起到一定的降压作用。有助降压的水果有以下几种:

（1）猕猴桃:降压水果首选猕猴桃（也称奇异果）。其味酸、甘、性寒,全果或汁都可以清热利水、散瘀活血、抗炎消肿、降低血压、降低胆固醇。对于高血压、冠心病及动脉硬化患者,常吃猕猴桃有助于控制血压。

（2）苹果:苹果被誉为"果王",其营养价值极高,含有多种维生素、糖类、果胶、无机盐、苹果酸、枸橼酸、鞣酸和纤维素。对于高血压患者,苹果中富含丰富的钾盐,它能够将体内的钠盐排出体外,对心血管疾病的预防有着重要的作用。此外,苹果还具有防止血液中胆固醇增加、减少血液中的含糖量等作用。

（3）橘子：橘子含有大量的维生素 C、枸橼酸及葡萄糖等 10 余种营养素。高血压患者多吃蜜橘可以提高肝脏解毒功能，加快胆固醇转化，防止动脉硬化。

（4）香蕉：香蕉能为人体提供降低血压的钾离子，而能升压和损伤血管的钠离子含量很低。特别是在原发性高血压中，钾离子对血压的影响比钠离子更大，限钠增钾，对预防高血压及脑出血有明显针对性。

最近牛津大学和中国医学科学院的研究表明：经常吃新鲜水果的人罹患心脏病和中风的风险明显降低，每天摄入 100 克（2 两）新鲜水果可以使心血管疾病的死亡风险降低 1/3。

附　录

1. 人体正常体重

标准体重是反映和衡量一个人健康状况的重要标志之一。过胖和过瘦都不利于健康,也不会给人以健美感。大量统计资料表明,反映正常体重较理想和简单的指标可用身高体重的关系来表示。

（1）体质指数

体质指数（Body Mass Index, BMI）,是用体重公斤数除以身高米数的平方得出的数字,是国际上常用的衡量人体胖瘦程度及是否健康的一个标准。当我们需要比较及分析一个人的体重对于不同高度的人所带来的健康影响时,BMI 值是一个中立而可靠的指标。

BMI 分类	WHO 标准	亚洲标准	中国参考标准	相关疾病发病的危险性
体重过低	<18.5	<18.5	<18.5	低(但其他疾病危险性增加)
正常范围	18.5~24.9	18.5~22.9	18.5~23.9	平均水平
超重	≥25.0	≥23.0	≥24.0	增加
肥胖前期	25.0~29.9	23.0~24.9	24.0~26.9	增加
Ⅰ度肥胖	30.0~34.9	25.0~29.9	27.0~29.9	中度增加
Ⅱ度肥胖	35.0~39.9	≥30.0	≥30.0	严重增加
Ⅲ度肥胖	≥40.0	≥40.0	≥40.0	非常严重增加

（2）世界卫生组织计算方法

男性：（身高 cm－80）×70%＝标准体重（kg）

女性：（身高 cm－70）×60%＝标准体重（kg）

标准体重正负10%为正常体重；标准体重正负10%～20%为体重过重或过轻；标准体重超过20%为肥胖。

（3）其他计算方法

标准体重（kg）＝身高（cm）－105

例如，一个身高170cm的男子,他的标准体重应该是170（cm）－105＝65（kg）。凡超过标准体重10%者为偏重,超过20%者为肥胖;低于标准体重10%者为偏瘦,低于20%者为消瘦。注意:该计算方法只适用于成年人,对儿童、老年人或者身高过于矮小的人不适用。

2. 人体正常生理指标

（1）血脂

项目	参考区间
甘油三酯	0.23 ~ 1.70mmol/L
胆固醇	2.80 ~ 5.46mmol/L
高密度脂蛋白	0.70 ~ 2.30mmol/L
低密度脂蛋白	0.20 ~ 3.10mmol/L
载脂蛋白 A1	1.00 ~ 1.60g/L
载脂蛋白质 B	0.60 ~ 1.10g/L
脂蛋白 a	0.00 ~ 300.00mg/L

（2）血糖

项目	参考区间
空腹血糖	3.80 ~ 6.10mmol/L
餐后 2 小时血糖	3.85 ~ 7.80mmol/L
血清糖化血红蛋白	4% ~ 6%

(3) 肾功能

项目	参考区间
尿素氮	2.10～7.50mmol/L
肌酐	35.00～135.00μmol/L
尿酸	145.00～428.00μmol/L
胱抑素 C	0.59～1.03mg/L
视黄醇结合蛋白	25.00～70.00mg/L

(4) 腰围

性别	参考区间
男	<2 尺 8 寸(93cm)
女	<2 尺 6 寸(86cm)

(5) 肝功能

项目	参考区间
直接胆红素	0.00～5.80μmol/L
间接胆红素	0.00～15.00μmol/L
直胆/总胆	0.00～0.60
总蛋白	60.00～80.00g/L
白蛋白	35.00～55.00g/L
球蛋白	25.00～36.00g/L
白球比	1.00～2.50
谷草转氨酶	0.00～40.00U/L
谷丙转氨酶	0.00～40.00U/L
碱性磷酸酶	40.00～135.00U/L
谷氨酸氨基转移酶	5.00～40.00U/L
总胆汁酸	0.00～18.00μmol/L
前白蛋白	200.00～450.00mg/L
腺苷脱氨酶	0.00～20.00U/L
岩藻糖苷酶	0.00～40.00U/L

3. 降压药的使用 *

（1）不同患者对各类降压药的优选情况

患者情况	优选药物
左心室肥厚	血管紧张素转化酶抑制剂（ACEI）、钙拮抗剂、血管紧张素 Ⅱ 受体阻滞剂（ARB）
无症状动脉硬化	钙拮抗剂、ACEI
微量蛋白尿	ACEI、ARB
肾功能不全	ACEI、ARB
中风史	任何降压药
心肌梗死史	β 受体阻滞剂、ACEI、ARB
心绞痛	β 受体阻滞剂、钙拮抗剂
心力衰竭	利尿剂、β 受体阻滞剂、ACEI、ARB
阵发性心房颤动	ARB、ACEI
永久性心房颤动	β 受体阻滞剂、非二氢吡啶类钙拮抗剂
终末期肾病/蛋白尿	ACEI、ARB、祥利尿剂
周围动脉病	钙拮抗剂
老年单纯收缩期高血压	利尿剂、钙拮抗剂
代谢综合征	ACEI、ARB、钙拮抗剂
糖尿病	ACEI、ARB
妊娠	钙拮抗剂、甲基多巴、肼屈嗪

---

* 降压药的使用，应根据患者的病情，在医生的指导下选择药物的种类和剂量。

（2）各类降压药的首选临床情况

药物		首选临床情况
利尿剂	噻嗪类	老年单纯收缩期高血压、心力衰竭
	醛固酮拮抗剂	心力衰竭、心肌梗死后
	袢利尿剂	终末期肾病、心力衰竭
β受体阻滞剂		心绞痛、心肌梗死后、心力衰竭、快速性心律失常、青光眼、妊娠
钙拮抗剂	二氢吡啶类	老年单纯收缩期高血压、心绞痛、左心室肥厚、颈动脉/冠状动脉硬化、妊娠
	非二氢吡啶类	心绞痛、颈动脉硬化、室上性心动过速
ACEI		心力衰竭、左心室功能不全、心肌梗死后、肾病、左心室肥厚、颈动脉粥样硬化、蛋白尿/微量蛋白尿、房颤、代谢综合征
ARB		心力衰竭、心肌梗死后、糖尿病肾病、蛋白尿/微蛋白尿、左心室肥厚、房颤、代谢综合征、ACEI导致的咳嗽

（3）治疗高血压重症时常用的口服药

药物	剂量（mg）	说明
硝苯地平	10	口服给药，30min内见效，舌下含药更快；可致反射性心动过速、潮红、严重低血压，如近理想血压，所含药可吐掉
硝酸甘油	0.5~2.5	舌下给药，15~30min见效；用于冠心病患者
卡托普利	25~50	口服或舌下给药，30~90min见效；体液不足者，血压易过度下降，肾动脉狭窄者忌用
尼群地平	5	舌下给药，45min见效；可致严重低血压，不推荐用于高血压急症

（4）治疗高血压急症的静脉用药

药物	作用机制	剂量	作用时间	持续时间	不良反应和特殊适应证
硝普钠	动静脉扩张	$0.25 \sim 10\mu g/$ $(kg \cdot min)$	即刻	停止给药后 $1 \sim 2min$	恶心、呕吐、肌颤、出汗、低血压、硫氢酸盐中毒症，适用高血压急症，注意颅内高压、氮质血症
硝酸甘油	静脉和外周动脉扩张	$5 \sim 100\mu g/$ min	$1 \sim 5min$	$3 \sim 5min$	头痛、恶心、呕吐、心动过速、高铁血红蛋白血症，尤其适用于冠状动脉缺血
拉贝拉尔（柳氨苄心定）	α 和 β 受体阻滞剂	$10 \sim 15min$ 内静注 $20 \sim 40mg$，或 $0.5 \sim 2mg/min$ 静滴	$5 \sim 10min$	$3 \sim 6h$	恶心、头皮刺感或喉头发热、头晕、支气管痉挛、心动过缓、传导阻滞、体位性低血压，适用于除急性心衰外的大部分高血压急症

（5）常用降压药

药物	剂量	副作用	临床应用
氢氯噻嗪	$12.5 \sim 25mg$，1次/日	血容量不足和低钠血症，低血钾，空腹血糖、尿酸升高，可能诱发痛风	基本降压药，老年人，代谢综合征、合并心力衰竭者适用，与其他降压药合用以协同降压和减少水钠潴留
吲达帕胺	$1.25 \sim 2.5mg$，1次/日	食欲降低、腹泻、皮疹、低血钾等	对磺胺过敏、严重肝肾功能不全、低血钾症者禁用

药物	剂量	副作用	临床应用
氨苯喋啶	50mg/次，1~2次/日	轻而一过性高血钾、腹泻、恶心、呕吐、小腿痉挛	伴有低血钾的高血压患者适用，多与氢氯噻嗪合用
阿米洛利	5mg/次，1~2次/日	高钾、高钙血症，胃肠道反应，皮疹、呼吸困难过敏反应	
复方阿米洛利（武都力）	1片/次，1~2次/日		
螺内酯	20mg/次，1~2次/日	男性阳痿、乳房发育，女性月经紊乱	适用于大多数高血压，尤其适用于老年人、糖尿病者、原发性醛固酮增多症中双侧肾上腺增生无法手术的腺瘤患者
呋塞米	20mg/次，1~2次/日	低血钾	高血压伴有充血性心衰、水肿、肾功能不全
阿替洛尔	25~50mg，1次/日	心动过缓、支气管痉挛、恶心、腹泻、抽搐、头晕、乏力，冠心病突然停药可诱发心绞痛	可作为轻中度高血压的首选药，尤其适用于伴有劳力性心绞痛、心肌梗死、快速性心律失常者
美托洛尔	25~50mg，1~2次/日	疲劳、支气管哮喘、腹痛、心动过缓	用于高血压、心绞痛、心肌梗死、肥厚性心肌病、主动脉夹层、心律失常、甲亢、心脏神经官能症等

药物	剂量	副作用	临床应用
美托洛尔控释片	47.5mg/日	疲劳、支气管哮喘、腹痛、心动过缓	用于高血压、心绞痛、心肌梗死、肥厚性心肌病、主动脉夹层、心律失常、甲亢、心脏神经官能症等
卡维地洛	10～20mg，2次/日	与β阻滞剂相似	各种程度的高血压均有效
可乐定	0.1～0.2mg，2次/日	嗜睡、口干	尤适用于伴有肾功能不全和血浆肾素活性增高者
利血平	0.05～0.25mg，1次/日	鼻塞、抑郁、增加溃疡病危险	尤其适用于心率快、精神紧张、血浆肾素活性增高者
硝苯地平	10～20mg，3次/日	水钠潴留、毛发增多、恶心、心动过速、心绞痛	用于心绞痛、高血压，血压增高显著；与β受体阻滞剂、利尿剂合用，可防止心动过速和水肿；严重主动脉狭窄、肝肾功能不全者慎用
硝苯地平控释片（拜心同）	30mg，1次/日	同上	
硝苯地平缓释片（得高宁）	10mg，2次/日	同上	
氨氯地平	2.5～10mg，1次/日	同上	
非洛地平	2.5～5mg，2次/日	同上	
非洛地平缓释片	2.5～10mg，1次/日	同上	

药物	剂量	副作用	临床应用
拉西地平	2~6mg，1次/日	同上	老年人、肝病者初始剂量为2mg/日
尼群地平	10mg，3次/日	同上	
卡托普利	25~50mg，2次/日	常见干咳、头痛、眩晕、心悸、胃肠不适、体位性低血压	降压作用普遍较好，可与其他降压药配伍
复方卡托普利（开富特）	1片，3次/日	咳嗽、皮疹、心悸、味觉迟钝	高血压、充血性心力衰竭
依那普利	2.5~20mg，1~2次/日	眩晕、头痛、咳嗽、疲乏	效果优于卡托普利
贝那普利（洛汀新）	10~30mg，1次/日	同上	降压效果显著
培哚普利	2~4mg，1次/日	同上	
雷米普利	2.5~10mg，1次/日	同上	肾动脉狭窄、肾移植后、二尖瓣狭窄、肥厚性心肌病、妊娠患者均禁用
缬沙坦	80~160g，1次/日	血管性水肿、高钾，少见于味觉异常、粒细胞减少	用于各种高血压，尤其用于伴有心力衰竭、左室功能异常、心肌梗死后、糖尿病肾病，还适用于ACEI引起的不能忍受的咳嗽者
氯沙坦钾	25~100mg，1次/日	同上	同上
厄贝沙坦	75~300mg，1次/日	同上	同上

药物	剂量	副作用	临床应用
替米沙坦	20~80mg，1次/日	同上	同上
坎地沙坦	8~32mg，1次/日	同上	同上
奥美沙坦	20~40mg，1次/日	头晕	剂量大于 40mg 未显示更大的降压效果
珍菊降压片	1 片，3次/日	本药为复方制剂，应注意相关药物的不良反应	孕妇慎用
北京降压0号	1 片，1次/日	偶引起恶心、头胀、乏力、鼻塞、嗜睡	用于中度高血压；胃及十二指肠溃疡者慎用，手术需全身麻醉患者必须术前停药1周，可换其他药物代替
复方降压片	1~2片，3次/日	胃及十二指肠溃疡患者慎用，长期服用可能会产生中枢抑制作用	用于早、中期高血压
尼群洛尔	2 片，1~2次/日	面孔潮红、踝部水肿、牛皮癣恶化等	用于轻、中度原发性高血压；病态窦房结综合征、房室传导阻滞、心功能不全、哮喘者禁用